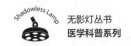

医学检验
科普天天问

主　审　侯彦强　倪培华
主　编　韦　薇　王　宏　谢安奇
副主编　陈洪卫　杨翌翔　沈梅芳　杨爱平

U0270293

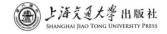

上海交通大学出版社
SHANGHAI JIAO TONG UNIVERSITY PRESS

内容提要

　　本书为"区域医学检验中心建设与管理系列丛书"之一。主要内容包括与医学检验相关科普知识,涉及检验的常识,以及部分常见病、多发病相关检验项目的科普。本书通过一问一答的形式呈现内容,适合广大健康爱好者阅读,也可供医务人员学习使用。

图书在版编目(CIP)数据

　　医学检验科普天天问/韦薇,王宏,谢安奇主编
. —上海:上海交通大学出版社,2023.7
　　ISBN 978 - 7 - 313 - 28986 - 5

　　Ⅰ.①医…　Ⅱ.①韦…②王…③谢…　Ⅲ.①医学检验—问题解答　Ⅳ.①R446 - 44

　　中国国家版本馆 CIP 数据核字(2023)第 120614 号

医学检验科普天天问
YIXUE JIANYAN KEPU TIANTIANWEN

主　　编:韦　薇　王　宏　谢安奇
出版发行:上海交通大学出版社　　　　　地　　址:上海市番禺路 951 号
邮政编码:200030　　　　　　　　　　　电　　话:021 - 64071208
印　　制:上海颛辉印刷厂有限公司　　　经　　销:全国新华书店
开　　本:880mm×1230mm　1/32　　　印　　张:6.625
字　　数:131 千字
版　　次:2023 年 7 月第 1 版　　　　　　印　　次:2023 年 7 月第 1 次印刷
书　　号:ISBN 978 - 7 - 313 - 28986 - 5
定　　价:78.00 元

编委会

—— 主　审

侯彦强　倪培华

—— 主　编

韦　薇　王　宏　谢安奇

—— 副主编

陈洪卫　杨翌翔　沈梅芳　杨爱平

—— 编者（以姓氏笔画为序）

王　宏　上海市松江区九亭医院

王茜青　上海市浦东新区浦兴社区卫生卫生服务中心

王恒石　上海市松江区中心医院

韦　薇　上海市松江区中心医院

计星胜　上海市松江区精神卫生中心

杨明秀　上海市松江区九亭医院

杨爱平　上海市松江区九亭医院

杨翌翔　上海市松江区中心医院

吴海峰　上海市松江区岳阳街道社区卫生服务中心

谷露芹　上海市松江区九亭医院

沈梅芳　上海市闵行区华漕社区卫生服务中心

张　红　上海市松江区九亭医院

张国华　上海市松江区九亭医院

陆　翠　上海市松江区中心医院

陈洪卫　上海市松江区中心医院

金春花　上海市松江区中心医院

高淑龙　上海市金山区朱泾社区卫生服务中心

谢安奇　上海市松江区中山街道社区卫生服务中心

褚天运　上海市松江区小昆山镇社区卫生服务中心

薛晶莹　上海市松江区中心医院

—— 学术秘书

杨翌翔（兼）　陈洪卫（兼）

前言

　　松江区区域检验中心成立于 2011 年,它依托于松江区中心医院检验科建立,成功地整合了松江区的医学检验资源,承担起松江区 6 家二级医院、16 家社区卫生服务中心未能自主开展的检验项目的检测工作,从而实现了松江区生化、免疫、微生物、分子等检测结果在松江区的互认,极大地减少了患者就诊的压力,同时有效推进了分级诊疗政策在松江区的落实。区域检验中心运营十年来,经过不断的探索和总结,已将建设区域检验中心的宝贵经验编纂成书,于 2021 年由人民卫生出版社出版发行了全国高等学校教材《区域医学检验中心建设与管理》。但区域检验中心并不止步于此,目前已启动了编写区域检验中心建设与管理系列丛书的计划,后续的著作不仅针对专业人士，同样也要覆盖到普罗大众。因此，中心尝试编写了这本科普图书《医学检验科普天天问》。

区域检验中心的建立有效地增进了松江区中心医院与区属各二级医院、社区卫生服务中心医务人员的沟通和交流，中心也因此收到了大量来自一线的咨询和疑问。这些与老百姓生命健康息息相关的问题，值得我们通过多种方式与渠道对一线工作人员和老百姓进行普及。该书的编写团队由各级别医疗机构的检验专家、临床专家、专科医师、全科医师等组成，全面覆盖常见病、多发病、慢性病、专科疾病和疑难罕见病领域相关检验知识。编写团队收集了大量老百姓关心的问题和疑惑，精心挑选，合理编排，用通俗易懂的语言展现出来，汇成了一本实用的科普读物。相信这本源于松江、成于松江的科普作品，能够为松江乃至全国的老百姓普及医学常识、提升健康意识出一份力。

韦　薇　王　宏　谢安奇

2023 年 1 月于上海

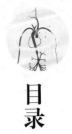

目录

1 什么是检验科（检验医学）?

检验科是临床医学和基础医学之间的桥梁,是医院所有科室的支撑科室,每天承担包括病房、门急诊患者、各类体检以及科研的各种人体和动物标本的检测工作。检验科包括临床化学、临床微生物学、临床免疫学、血液学、体液学以及输血学等分支学科。

2 什么是区域医学检验中心?

区域医学检验中心是依托区域内核心医院的检验科建立或采取独立建立的方式,联合区域内其他医疗机构,对区域内检验资源进行优化、整合、共享,建设覆盖整个区域的中心实验室。区域医学检验中心定时收集合作医院的检验标本,通过专业物流运送至中心进行检测,并出具检验报告,最后通过区域信息系统实现医院间检验结果的互联共享,做到患者不动,标本动,信息动。作为国家医改政策力推的模式,区域医学检验中心在国家分级诊疗体系和区域医疗能力建设中有着重要作用和意义。其运行有助于推进区域资源共享,提高检验质量和业务水平,并提供优质检验服务。

3 什么是医学检验结果同质化?

同质化这一概念最早源于商业领域,指的是商品间互相模仿

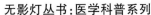

而趋同的现象。近年来，随着我国医疗卫生改革的不断深入，医联体建设助推分级诊疗制度落地过程中衍生出来的医疗同质化逐渐受到各级政府和医学界的广泛关注。医学检验作为医疗服务的重要组成部分，其同质化建设是大势所趋。医学检验结果同质化指同一医学检验项目在实验室间的检测数据信息具有可比性且趋于一致，以支持疾病的正确诊断、治疗和预后判断，有助于检验结果互认。同质化对于检验医学来说是一个较新的概念，但也是亟待践行的理念。实施检验医学同质化可以从标准化体系建设、区域医疗资源整合和区域信息化建设等方面着手推进。

④ 什么是医学检验结果互认？

医学检验结果互认是指区域内医疗机构通过加强实验室质量管理，提升医学检验结果的同质化水平，实现实验室间检测数据信息的互联互通、检验结果的共享。检验结果互认既是民众的期盼，也是国家的要求，从根本上讲，互认是为了进一步提高医疗资源利用率，减轻人民群众就医负担，但同时也要注意保障医疗质量和安全。目前，患者在不同医院被要求重复检验，一方面是因为病情一直处于变化中，上次检验结果不一定能够客观准确地反映当前的病情；另一方面，各医院的设施设备、医生水平有差异，检验结果同质化水平低。因此，医学检验结果互认不可一刀切，需要区别对待，对于拟开展互认的检验项目，应当具备较好的稳定性,具有统一的技术标准,便于开展质量评价。

⑤ 为什么在这家医院采集的标本,却被送到其他医院或实验室检测?

第一,因为检验项目种类多,一般的医院尤其是基层医院很难做到所有检验项目都开展;第二,医院检验科人员不足无法满足检测要求;第三,医院没有这么多财力购买相应的设备,这时候医院就会寻求和其他医院或者第三方实验室合作,从而满足患者的检测需求。

⑥ 为什么同一个化验结果在不同医院出现?

为了贯彻《关于进一步规范医疗行为促进合理医疗检查的指导意见》,推进医疗机构检查检验结果互通互认,减轻人民群众就医负担,国家卫生健康委医政医管局组织起草了《医疗机构检查检验结果互认管理办法(征求意见稿)》。所以,在不同医院之间能共享化验结果。

⑦ 医学检验能检测的标本类型除了血、尿、粪,还有哪些?

血、尿、粪常规检查被称为医学检验三大常规检查,其他主要的标本类型有骨髓、脓液、脑脊液、胸腔积液、拭子、白带、精液和痰液等，其中血液又分为静脉血、动脉血和末梢血。

8 一份检验报告是如何产生的？

实验室在收到患者标本后，标本被送入实验室指定位置，检验人员首先需要对标本信息进行核对、分拣、静置、离心，按送样标本的不同检测项目分发给相应的检测仪器，由固定检测人员上机检测，检测结果出具后会有相应人员进行审核并签发报告。最后，被检人员就可以到指定的地方拿自己的报告单。

9 化验单上的参考范围从何而来？

化验单的参考范围是研究人员对未患有相应疾病的绝大多数"正常人"进行相应检查，然后用统计学方法对检查结果进行统计后所得出的正常值范围，这里的"绝大多数"可以是 90%、95%、99% 等，最常用的是 95%。所谓"正常人"不是指健康人，而是指排除了影响所研究指标的疾病和有关因素的同质人群。需要注意的是，化验结果低于或高于参考范围，也不一定就代表处于病理状态或患了某种疾病，你有可能就是 10%、5% 或 1% 未纳入参考范围的特殊人群，因为化验结果受很多因素影响，比如剧烈活动、发热、受寒和精神紧张等。其实，化验检查只是疾病信息的一个方面，有了化验结果，医生还需要再结合症状、体征及其他辅助检查等信息综合分析,才能作出正确的判断。

⑩ 为什么同一检测项目在不同单位之间参考范围不一样?

对于检验实验室来讲,专业权威及专家共识其实是更倾向于建议每个实验室建立适合自己的参考范围,尤其是专科医院更应该建立适合自己实验室的参考范围。因为对于同一个检测项目,在不同的地区,不同的检测仪器、不同的检测方法、检验人群年龄分布及性别、饮食习惯、水质、食物、环境、种族和民族等各种因素都会影响检测结果,这就会造成实际检验项目结果的不同。

⑪ 检验报告中的上下单箭头、上下双箭头,阴性、阳性、弱阳性,可疑分别代表什么意思?

在检验报告中出现了箭头,表明我们的结果不在参考值内,上下单箭头表示超出或低于参考值了,上下双箭头表明检测结果严重超出或低于参考值,相关检测适用于定量检测项目;而阴性、阳性、弱阳性、可疑则大多用于定性检测项目。并不是所有的阴性结果都代表正常,多数情况下阴性的试验结果,可以表示化验中没有检查到某种成分,或者某种成分的含量很低;阳性代表化验中检查到某种成分；弱阳性或可疑则介于阴阳之间，一般建议短期内复查，以排除其他杂质的干扰。

12 化验单结果部分显示"阴性"，就一定没有问题吗？

并不是所有的阴性结果都代表正常，多数情况下阴性的试验结果，可以表示化验中没有检查到某种成分，或者某种成分的含量很低。例如，某些物质有微量的排出，但含量在正常范围或者用常规的方法检测不到，就可以称为阴性，比如尿糖、尿蛋白的定性检查。如果某些物质没有被发现，如尿、便常规在显微镜下没有发现细胞或者寄生虫卵，可以记为镜检阴性。许多抗原和抗体检查也习惯用阴性表示，如乙型肝炎病毒没有感染人体，查不到相应抗原，所以乙型肝炎表面抗原为阴性。阴性结果也并非都代表正常，比如精液果糖含量降低或呈阴性，可引起精子活力不足导致不育，属于异常。

13 化验单结果部分显示"阳性"，就一定有问题吗？

阳性结果也并不都代表有问题，比如人类的第二大血型系统为 Rh 血型，在 99.5% 以上的中国人中为阳性，化验单上会标出 Rh 阳性，只有极少数人为 Rh 血型阴性。另外，如果妇女正常怀孕,化验单上也会出现尿人绒毛膜性腺激素(hCG)阳性。如果未怀孕,而妇女的尿 hCG 出现阳性结果,则很有可能与某些妇科肿瘤有关。还有一些试验结果只有鉴别作用,阴性、阳性并不具有正常与否的含义,只是起鉴别作用,比如检测浆膜腔积液的李凡他试验,阴性多鉴别为漏出液,而阳性则多可为渗出液。

14 化验单上备注标本"溶血"是什么意思?

标本溶血是指血液标本在采集、运送、分离和保存的过程中,可能因多种因素引起红细胞在体外破裂,造成大量的细胞内物质进入血清或血浆,导致检验样本出现特有的红色。很多因素都可以破坏红细胞,导致溶血发生,从而干扰检测,使检验结果失去真实性和准确性,影响疾病的诊断和治疗。

15 化验单上备注标本"脂血"是什么意思?

标本脂血是指血液中血脂浓度的异常增高,血浆颜色表现为白色或乳白色。脂血对于检测结果的影响较大,所以我们提倡广大患者抽血前尽量空腹 8 小时,前一天晚上清淡饮食,并保证充足的睡眠,以保证第二天能够在最合适的状态下抽血,得到最准确的检查结果。

16 **为什么有的化验报告出来很快？ 有的报告要好长时间才能出来？**

出具报告单时间的长短与很多因素有关。比如，血液成分、机器检测速度、当日标本量多少、是否每天都检测、结果是否异常等。有一些检测项目需要的是全血，血液就可以直接上机检测，有些项目需要的是血清，那么血液就需要静置一段时间，然后进行10分钟左右的离心，再上机检测。如果离心效果不好，就需要人工吸出血清，那么检测之前的准备时间就会相应延长。其次对于没有特别异常的结果会直接审核发出报告，但是一旦出现与临床症状有出入的结果，检验医师还需要对标本进行人工复查。对于我们来说，希望每一位患者都能第一时间拿到准确的化验单。

17 **为什么同时采的血，有些人已经拿到报告结果，而有些人却没有拿到？**

标本检测受到的影响因素也有许多。比如，当天的标本量、仪器状况、结果是否异常等。标本上机检测之前，离心这一步已经打乱了标本顺序，所以导致标本上机检测有一定的时间差；其次每一个检测项目需要的时间也不同，所以就会出现"同时采血，但结果出具时间不同"的情况。除此之外，还有检测仪器的影响，仪器在经过长期的工作之后，偶尔也会出现"头疼脑热"，这时就需要进行维修,导致延长出报告的时间。

18 为什么抽完血等报告期间,又被检验人员通知要重新采血? 是不是医生把样品弄丢了?

　　普遍情况下血液标本是不会被搞丢的,而通知要重新采血可能发生了以下情况。①发生溶血:溶血代表血液中的红细胞发生了溶解破坏。溶血主要是由外界因素造成,如营养不良、采血困难导致止血带捆扎时间过长、血液标本在运输过程当中发生了剧烈的震荡,一般只需要重新采血即可解决。②血液凝固:患者采集的血液根据采血管内所添加化学成分的不同可分为促凝血和抗凝血,促凝血指促进血液凝固,抗凝血指用各种抗凝剂来阻止血液凝固,使血液在采血管中一直维持自然流动的状态。对于抗凝血来说,一点点血液的凝固都是"致命"的,如果采血时出血缓慢,血液没有来得及与抗凝剂发生反应,或采血人员在采血后将采血管颠倒混匀不到位,都会发生血液凝固,尤其是在给儿童采集指尖血时,这种情况会经常发生。

19 前一天验的血常规,为什么第二天来看病还要重复检验?

　　正常人血常规的数值一般都稳定在正常范围内,不论是一个月检查一次还是三个月检查一次，数值结果基本上在一个差不多的范围内。但如果被检者近期出现了生病的情况或者有病情的变化，血常规的数值就会出现变化。比如，持续出血的患者血常规数值可能每天都会有变化，所以每天都需要进行检测。如果是出现了感冒或者是其他的细菌感染，血常规中也会出现白细胞数值变化，在生病前和生病之后以及治疗之后都需要复查血常规，因为不同时期都会出现一些数值的变化。

20　近期刚做过化验，到其他医院为何又要重复化验？

这是因为有些检验指标时效性较短，必须动态观察。比如，白细胞每天上、下午有生理性的动态变化。如果患者因病情变化转到其他医院进行治疗，尤其是当原有的检验结果与病情明显不符时，医生就需要根据病情诊断需要再次检查一些化验指标以明确诊断。

21　抽静脉血化验之前有哪些准备？

除特殊要求的项目以外，一般在上午抽静脉血。首先，被抽血人员要消除因静脉穿刺疼痛引起的恐惧心理作用，积极配合，保持放松心态。其次，抽血前尽量减少运动量，保持空腹，可以喝少量的水，除某些必须按时服用的药物以外，尽量将其他药物移到抽血之后再服用,以免对某些检测结果有所干扰。最后,抽静脉血部位多为肘部的肘正中静脉、头静脉和贵要静脉,抽血前应尽量清洁抽血部位的皮肤。

22 什么是空腹抽血检查?

空腹一般是指 8～14 小时不吃东西。空腹采血是指禁食 8 小时后空腹采取的标本,如果需要空腹抽血检查,并不单指当天早晨不吃早饭,而是最好前一天晚间 8:00 后就禁食。晚餐也尽量清淡一些,不要摄入大鱼大肉又饮酒,这样即便"空腹",也可能影响检查结果。同时也要避免"超空腹"情况出现,建议早晨 9:00 前去体检。有些人快到中午时才前往体检,虽然也是"空腹"状态,但已经处于"过度饥饿"状态,同样也会影响检测结果。

23 为什么要空腹抽血检查?

抽血需要空腹抽血检查,首先是因为一些检验项目参考范围来源于空腹检测结果。所有的检测项目都有一个参考范围,用个人检验结果与参考范围相比较,超出参考范围,则算异常。参考范围的拟定大多数是以健康人空腹抽血的检测结果为依据,经过科学的统计分析、比较得出。如果抽血时不空腹,那么检测结果和参考区间就会缺少可比性,影响结果判读。其次,进食后,由于消化与吸收，血液中的生化成分，如糖、蛋白质、脂类与各种无机离子等呈现暂时性变化。因此，用这种血液标本测得的各项结果，一方面不能反映机体的真实情况，另一方面无法与空腹血所测得的参考值进行比较，因而也就无法获得准确的临床判断。当然，不是所有的抽血都要空腹，也不是空腹得越久越好，空腹过久也会影响一些结果的判读。

24 为什么血液标本采集对被检者的饮食有要求？

正常一顿标准餐后，血液中许多物质的浓度会发生变化。以生化检测为例，胆固醇增高 50%，谷丙转氨酶增高 50%，血糖增高 15%，血钾增高 15%，胆红素、无机磷、钙、钠增高约 5%。不同饮食方式对生化物质的影响不同。高脂饮食时甘油三酯增高幅度较大，高蛋白饮食时血氨、尿酸和尿素增高较多。受饮食影响的血液生化成分直至餐后 12～14 小时胃肠消化吸收活动基本完毕后才趋于稳定，此时的测定值才能反映机体生化变化的真实状态。因此，临床上各项生化检验项目的参考区间来自对正常人禁食 12～14 小时后采集早晨空腹血检测的结果，餐后采血因食物的消化与吸收，血液中各成分不能反映机体真实情况，检验结果与参考区间无可比性，无法获得准确的临床判断。因此，血液标本采集前对患者饮食和时间有要求。

25 空腹抽血前可以喝可乐吗?

答案是否定的。空腹时可以喝点水,但是不可以喝可乐、咖啡、浓茶等饮品。空腹抽血的目的是要保证静脉血实验室检查结果的准确性。可乐等饮料含有碳水化合物等成分,饮用后会影响血液的相关成分含量,从而影响血液检测结果。一般喝 $50\sim100$ 毫升水不会影响检验结果,但是不能一次性大量地喝几百毫升水,因为抽血前大量饮水可能会稀释血液,导致诸多检测值出现误差。

26 抽血的当天早上可以晨跑吗?

生命在于运动,那么采血前可以进行剧烈运动吗? 答案是不可以! 采血前 24 小时内,原则上不建议进行剧烈运动(比如,跑步、打篮球、打网球、游泳等)。因为剧烈运动会对人体的某些检测指标产生影响。运动会使人处于应急状态,人体就会根据当前状态进行一系列的调节,导致采血检测数据与静止状态下的检测数据产生差别。比如,血液中的白细胞、钾钠钙等离子、尿素、胆红素等都可能因为剧烈运动而升高。另外,剧烈运动会导致肌肉组织中的酶分子"跑"出来,造成其在血液中的含量增高。另外,剧烈运动会导致体内新陈代谢的加快使得血液中转氨酶、生长激素、肾上腺素和促肾上腺皮质激素等水平发生变化,影响检验结果。因此，采血前 24 小时应避免剧烈运动，采血当日应尽量减少运动（如停止晨练、避免长距离骑车等）。但是，走路散步是没有影响的。另外，我们建议您到达医院后休息 5 分钟再进行采血。如果您运动后采血，则应遵循医嘱，并告知检验人员。

27 抽血前特别紧张会影响结果吗？

会。抽血时应该放松心情，当紧张、恐惧时就会导致血管收缩，造成抽血困难，会引起血红蛋白、白细胞计数增高，乳酸、血糖、皮质醇等指标升高。同时过度紧张造成迷走神经出现反射，致使患者的血管出现扩张，使患者的外周血管阻力出现降低的表现，回心血量下降，从而出现血压下降的表现，导致暂时性广泛脑血流量减少，引发晕厥。抽血紧张时患者注意力高度集中，对疼痛感受就更加敏锐，痛觉加剧。由于紧张、恐惧心理或疼痛刺激作用于丘脑下部，反射性地引起迷走神经及交感神经功能紊乱，易出现血管迷走神经反应（虚弱、头昏、出汗），过度换气综合征（呼吸困难、窒息感和心悸等），使患者感到胸痛、心悸以致呼吸困难等。

28 为什么护士拒绝在输液的手臂侧采血？

从输液的手臂侧采集血液标本，对血液生化结果有影响，可能导致血糖、血清钠的升高和血清氯的降低，这是因为患者所输的液体中含有葡萄糖和氯化钠,使血糖、血清钠显著升高,导致采集的血标本质量不合格,影响检验结果,使医生产生误判,并酿成严重的后果。所以,在有静脉输液正在进行时,禁止在输液侧手臂直接采集血标本。

29 为什么有时候抽血很困难?

抽血检查是医院最常见的一个检查项目,无论是日常体检还是检查某种疾病时,一般都需要进行血常规检查。但是有些人在抽血的过程中,却会出现抽不出血的现象,即使扎了好几次针也仍然无法抽出血,这种情况下就要考虑可能是一些不良因素引起的。临床上,最常见的一种原因就是血液黏稠度增高,包括真性红细胞增多症、原发性血小板增多症、严重的高血糖、高血脂、高纤维蛋白血症和高免疫球蛋白血症等,以上情况都会导致抽血困难,或者出现血流很慢的情况。另外,由于穿刺的时候,针尖的切面贴在了血管壁上,这样就容易发生抽不出血,或者是抽血很慢的情况。这时候可以调整针尖的位置,如果调整位置以后,血液能够很通畅地抽出来,就说明是针尖切面贴在血管壁上的原因。

30 静脉抽血是否需要攥拳?

临床上,普遍的静脉抽血法是:扎上止血带,嘱被采血者握拳,遇到血流缓慢时还会让被采血者重复松拳、握拳动作。那么,静脉采血时如何攥拳？是否需要被采血者攥拳并保持这一动作直到采血结束呢？研究表明，采血前反复的攥拳，并在采血期间维持这一动作会引起一些临床生物化学指标的急剧变化，这种变化可能是由于肌肉收缩或者溶血或者两种原因都存在。为保证临床生化指标的准确性及可靠性，静脉采集诊断性血液标本时，应该尽量减少攥拳这一动作。

㉛ 为什么抽血还没结束就松绑带？

在采集静脉血样时，需要充盈的静脉血管条件，才利于静脉的穿刺，此时使用的绑带称为压脉带，它的作用就是使静脉回流受阻，静脉血管充盈，位置应尽可能靠近选择穿刺部位的近端，距穿刺点6cm。压脉带使用不当不仅会给病人身体带来不适，引发疼痛，束缚时间过长（如超过3分钟），会造成血行阻滞时间过长，因溶血、血小板激活、纤溶系统等原因将对检验项目的结果产生偏差，甚至诱导误诊。还会导致静脉中的水进入邻近组织，使组织水肿，不仅仅会导致溶血的发生，还有组织缺氧、坏死、血样指标完全失真。压脉带扎得太紧会使动脉血流阻断，形成血栓，所以应尽量缩短压脉带绑扎紧的时间。

㉜ 抽完血后要如何正确按压？

实际上，采血针穿刺时会形成两个针眼，一个是皮肤表层针眼,一个是血管针眼。这两个针眼,往往因为采血人员的手法、进针时的角度、皮肤脂肪的厚薄、血管距离皮肤的深浅程度这些方面的不同,使得不是所有的采血针可以同时进入皮肤和血管,有时是进入皮肤后在血管上方平行移动一段小距离才能进入血管,穿进血管的位置也就是所谓的血管针眼。你习以为常的按压方式只按压了皮肤针眼,而很有可能忽略了血管针眼,因此,抽血后应立即用无菌棉签按压皮肤针孔并覆盖针眼上方约 0.5 cm 处,同时,用示指、中指、无名指三指并拢按压,保证皮肤穿刺点和血管穿刺点能同时被按压到。为了防止静脉抽血后出现瘀血,按压力度不应太轻或太重。按压后,不要用力摩擦伤口,至少按压 5分钟才能慢慢松开。

㉝ 抽完血后为什么不能边压边揉?

抽完血后只能压不能揉,不正确的按压方式往往会导致手臂瘀青或者鼓包。有的人在按压针孔的同时进行按揉,误认为这样止血更快,结果适得其反。因为针进入血管后使血管壁受到损伤,而要止血就必须使血小板黏附于血管壁的破损处,在诱导剂的作用下发生血小板聚集,形成血小板栓,暂时堵塞血管,与此同时凝血机制启动,形成纤维蛋白(血栓),继之形成稳固的血块,完成止血。如果按揉会使血小板不易聚集,血栓不易形成,就不易及时止血。

34 抽血后针眼处会鼓包或瘀青，是护士扎破血管了吗？

抽血之后会有鼓包和瘀青的症状，这是一种正常的现象，大概有两种可能：①在抽血之后由于血管中的少量血流出血管，存在于血管和皮肤表层之间，没有被及时吸收导致。②因为抽血者在抽血过程中按压的出血位置不对或者按压的时间过短，又或者是冬天保暖内衣袖口太紧导致血管内的血液流入皮下引起的。很多患者会因此认为采血护士技术不好，其实不然，正确的按压手法和过硬的采血技术一样重要！

35 什么是晕血（针）？

晕血、晕针属于恐惧症，是被采血者在看到抽血的针管或抽血场景的时候，会出现的神经系统焦虑症状。比如，头晕、头痛、眩晕甚至晕厥，还有全身发抖、出汗的情况。一般来说，晕血（针）只是暂时失去意识和浅昏迷，生命体征相对稳定。

36 为什么有些人会晕血（针）？

一些患者很少到医院就诊，心理承受力差，并且对采血知识了解得比较少，误认为采血后对身体有损害，导致精神高度紧张、恐惧,反射性地引起迷走神经高度兴奋,血压快速下降,引起大脑供血不足出现晕厥;一些年轻体质瘦弱者在空腹或饥饿状态下,胃酸和胃蛋白酶分泌增加,胃肠道蠕动加剧,这时就会出现虚脱,发生晕血、晕针现象;有一些患者接受采血时,因坐姿引起下肢肌肉张力低,血糖蓄积于下肢,回心血量减少,心输出量减少,收缩压下降,导致头晕。此外,天气气候炎热、空气干燥、采血诊室内人多、空气流通差、声音嘈杂、体检者心情差、精神紧张,都有可能会发生晕厥现象。

37 发生晕血(针)时该如何处置?

一旦患者出现晕血(针)的表现,应立即停止进针和操作,并观察患者的面色、脉搏、血压变化,同时安抚患者情绪,开窗保持空气流通,将患者转移到环境相对安全且温度合适的地方,让患者平躺,解开颈部扣子保持呼吸通畅,有活动假牙的人员要取下假牙,清除口腔中的痰和异物,可以少量吸氧,给予温热开水或温热糖水饮服,轻拍患者的肩膀,休息 10～15 分钟,一般情况下,就能够恢复如常了。如晕针者出现瞬间意识模糊、面色苍白、晕厥、四肢冰冷、血压下降、脉搏细数,应该立即指压人中、合谷穴,就近通风平卧,安慰被采血者不要紧张,注意保暖。对于体弱、高龄、有心脏病史的被采血者,应预防心绞痛、心悸梗死和脑血管意外发生,注意监测生命体征。经上述处理无效,患者出现意识不清、昏迷等情况,立即通知医生处理,并做好抢救准备,密切观察生命体征并做好记录。预防上主要是在操作前尽量跟患者多沟通，做好相关的解释工作，让其处于放松心态以及消除恐惧心理。在采血操作过程中尽量让患者取舒适的体位，治疗室要保持空气通畅、环境舒适。总之，良好的护理干预，可以减少或者避免晕血（针）发生。

38　化验抽多管血会伤"元气"吗？

不会。我们每次抽血化验，每管需要采血量基本是 2～3 mL，在一般的查体检查中，检查项目少的情况下可能抽 3、4 管血就够了；但如果是进行全面详细的检查，可能需要抽 7、8 管血。如果按照最多的量来算，每次抽血量可能在 20 ml 左右。听到这个数字大家可能会觉得太多了，但其实我们每次献血最少都要献 200 mL。体质比较好的人，一次可以献到 400 mL。如果你是女生，在每次月经量正常情况下，出血量也都在 30～60 mL，比抽一次血还要多。我们人体的总血量大概是 4 000～5 000 mL，即使每次化验抽 10 管血，也还不到总量的百分之一，完全不会对我们身体的健康造成影响。我们人体有很好的自我调节机制和代偿机制，在少量失血后，由于血细胞数量减少，反而会对骨髓产生反馈作用，促进血细胞的生成。如果你因为害怕抽血而拒绝检查，万一有问题没有及时发现，可能反而会对身体伤害更大！

为什么不同的人抽血管数不同?

　　血液检查的项目有许许多多种类,如血常规、血糖、生化、免疫等,患者的抽血管数是根据检查项目种类和数量决定的。不同的项目需要通过不同的方式、不同的血液成分来检测,而不同的项目需要通过不同的部门去测定,因为医疗机构检验科分为好几个部门,包括常规检验、生化检验、细菌检验、免疫检验等,每一个部门的检查都需要独立的血液样本,对于血液的成分和要求也不一样,每份血液样本通过前处理后才能进行测定。

40 为什么抽血管是五颜六色、大小不一的呢?

　　不同颜色的抽血管意味着对血液样本有不同的处理,比如血培养试管(黄色)、枸橼酸钠抗凝试管(蓝色)、加或未加血液凝固激活物或凝胶分离的血清管、加凝胶或未加凝胶的肝素管(绿色)、乙二胺四乙酸(EDTA)抗凝管(紫色)、加血糖分解抑制物试管(灰色)等。大小不一是因为不同的检测项目需要的采血量不同,比如用于临床生化、免疫、内分泌、放射免疫、聚合酶联反应(PCR)等检测实验的黄头管,采血量 3～10 mL;而制备血浆标本的灰头管,采血量仅需要 2～3 mL,所以试管体积就小一些。

不同采样管里的血可以相互借用吗?

不可以。首先,我们来简单介绍一下各种颜色管子的功能:

(1)黄色头盖管:主要用于血清生化(肝功能、肾功能、心肌酶、淀粉酶等)、电解质(血清钾、钠、氯、钙、磷等)、甲状腺功能、药物检测、艾滋病病毒检测、肿瘤标志物、PCR、弓形体,其他,风疹病毒、巨细胞病毒、单纯疱疹病毒(TORCH)、血清免疫学检测等。

(2)紫色头盖管:用于一般血液学(血常规)检查及血氨检测。

(3)绿色头盖管(肝素抗凝管):肝素管一般用于急诊生化、血流变学的检测。

(4)蓝色头盖管:主要用于纤溶系统检测(凝血酶原时间、凝血酶时间、活化部分凝血酶时间、纤维蛋白原)。

(5)红色头盖管:与黄色头盖管类似。

(6)黑色头盖管:一般用于血沉检测。

不同颜色采样管各有各的功能,不能互相借用。举个简单的例子:紫头管里的血如果借给黄色头管来检测电解质会导致血钾偏高,而血钙偏低,因为紫头管里的抗凝剂含有钾盐。

所以,不同管子里的血样是不能随意来回倾倒的!

为什么有的管子在抽完血以后要摇一摇?

在检验过程中根据项目测定的原理不同,使用的血液成分不同,如血细胞、血清、血浆或者全血等,需要使用血浆的检测项目,在采样管中预先添加了抗凝剂,采样完毕后经过前处理,得到的就是可以用于测定的血浆成分。为了让血液与抗凝剂充分混匀,产生最好的抗凝效果,需要检验人员在完成采血后立即上下颠倒混匀5～10次,避免产生凝块,动作也要轻柔,离开人体的细胞很脆弱,操作不当会破坏血液细胞,细胞成分影响血浆的质量,导致检验结果不准确。

为什么不能随便打开抽血管的盖子?

目前,医院里采血普遍使用的是真空采血管。真空采血管的原理是将有头盖的采血管试管预先抽吸成不同的真空度,利用其负压自动定量采集静脉血样。采血针一端刺入人体静脉后另一端插入真空采血管的胶塞,人体静脉血液在真空采血管内部的负压作用下,通过采血针抽入血样容器。在多管采血过程中,更换采血管时,当插入胶塞的针头从采样管拔出,两端大气压一致,血液不会从静脉中流出,所以一次静脉穿刺下,可以实现多管采集而不发生泄露。简单地说,打开盖子后采血管内负压消失,血液就无法自动流入管中了。

44 化验单上那么多检查项目，为什么只抽一管血呢？

去医院就诊时，医护人员会根据具体检查项目抽取适当容量的血液装入不同颜色管子中。有人很好奇，检测血液只需要一管血就可以了，为什么要抽取几管血？这是由于血液成分的复杂性，有些指标仅仅只需要对血清进行检测，便可以得到想要的参数指标（如肝肾功能、血糖、血脂、乙肝、梅毒、丙肝等）；有些指标需要保护血中的某种物质，所以需选择不同的抗凝管（如血常规、糖化血红蛋白、血凝、血黏度等）。化验单上那么多检测项目，可能只需要一种类型的标本，故只需抽一管血。

45 采样管上只有一串数字和条码，没有我的任何信息，检验医生会弄错吗？

一般不会弄错。

采血管上的一串数字和条码对应的一个条形码。这个条形码包含患者的名字、性别、年龄、病历号、检查项目等信息。检验科医生在抽血前会进行核对，防止张冠李戴，核对信息准确无误后及时抽血并送检。送检的时候会有专门的人员检查采血管是否有问题，之后上机检测，随后经过检验科医生再次核对结果后发出报告。总的来说，出错的可能性微乎其微，但是凡是有人操作的步骤,就肯定有出错的可能,不过这种情况出错的可能性很小,而且哪怕出错了,也很有可能被后面流程的操作人员发现,从而纠正过来。所以不用担心采样管没有患者的信息,更不用担心出错。

46 检测所需的血用得完吗？ 用剩下的能还回来吗？ 医院是不是把用不完的血拿去卖了？

一般体检时会检查多个项目,而多个项目则需要多管血。由于采样管是有负压的,采血针连上采血管后,血就会自动抽到某刻度,多了抽不进去,当然也不能提前将采血针拔出来少抽一点血,因为很多临检项目都需要抗凝剂,抗凝剂与血液的比例有严格要求,抽少了相当于血液被稀释,检查结果会有误差。用剩下的血不能也不会卖,当然也不是没有什么用处,初次检测结果有异常时,我们会对血液样品进行复查,之后会由专人保存管理,按要求保存一段时间,如果患者对检查结果有异议,可以申请复查,这样就不用再次抽血了。保存期结束后,剩余的血液标本会由专人采取灭菌措施后当作医疗垃圾统一处理掉。

47 什么是血常规检测？

血常规检测是指通过仪器检测血细胞的数量变化及形态分

布等从而判断血液状况及疾病的检查。

血常规检测的具体内容包括:红细胞计数、血红蛋白测定、血细胞比容测定、白细胞计数、白细胞分类计数、血小板计数、以及各类拓展参数。其中许多具体检测项目都是一些常用的敏感指标,对机体内许多病理改变都有敏感反映,其中又以白细胞计数、红细胞计数、血红蛋白和血小板计数最具有诊断参考价值,这些项目在发现贫血、感染、血液病等方面有着极大的作用,许多患者在病因不明时可以通过做血常规检查对其进行辅助诊断。此外,血常规检查还是观察治疗效果、用药或停药、继续治疗或停止治疗、疾病复发或痊愈的常用指标。

48 什么是红细胞?

红细胞是我们血液中含量最多的细胞类型,其主要功能就是将空气中的氧气运输到身体的各个部分,同时将机体产生的二氧化碳运输到肺部然后排出。红细胞的形态呈双面凹的圆饼状,边缘较厚,而中间较薄,这种形状可以最大限度地从周围摄取氧气。在血常规报告中红细胞计数可以体现身体中红细胞的数量,正常成人红细胞计数的参考值范围为男性$(4.0 \sim 5.5) \times 10^{12}/L$,女性因生理等因素比男性低,参考值范围为$(3.5 \sim 5.0) \times 10^{12}/L$。红细胞的寿命一般为 120 天,但是不用担心,我们的骨髓会及时生成红细胞以补足缺失。当然,如果在红细胞不断的减少过程中,新的红细胞更新不及时,就可能会出现贫血等症状。

49 什么是血红蛋白？

血红蛋白是红细胞内运输氧气的特殊蛋白质，是使血液呈红色的蛋白。血红蛋白又称为血色素，是红细胞的主要组成部分，其主要功能是吸收肺部大量的氧，并随着红细胞将氧气输送到身体各个部分。血常规报告中血红蛋白测定值反映机体中血红蛋白的浓度，其参考范围为：男性 120～160 g/L，女性 110～150 g/L。当血红蛋白浓度低于正常水平时，患者将会发生贫血。

50 什么是白细胞？

白细胞过去也称为白血球，是人体血液中非常重要的一类血细胞。白细胞在人体中担负许多重任，它具有吞噬异物（包括细菌等）并在必要时产生抗体的作用、机体损伤后治愈能力、抗御病原体入侵的能力、对疾病的免疫抵抗力等。人体有不适时，经常会通过白细胞数量的显著变化而表现出来。白细胞是一大类细胞的总称，包括：中性粒细胞、嗜酸性粒细胞、嗜碱性粒细胞、单核细胞和淋巴细胞，在血常规报告中通常以白细胞计数来反映这一大类细胞在机体内总的数量，以白细胞分类计数来分别反映中性粒细胞数、嗜酸性粒细胞数、嗜碱性粒细胞数、单核细胞数和淋巴细胞数。

51 什么是血小板？

血小板是由骨髓中的巨核细胞产生的，其主要功能是促凝血和血管收缩，在止血过程中发挥着重要的作用。血小板计数是血常规报告中能体现血小板数量的指标，血小板计数是测定单位容积血液中血小板数量，是止血、凝血检查的常用筛选检验项目。血小板计数的参考范围是$(125\sim350)\times10^9$/L，血小板减少是引起出血的常见原因。

52 不同部位抽的血一样吗？

血常规检查采血部位一般有胳膊肘、指尖和耳垂处，其中胳膊肘处主要是静脉血，指尖和耳垂处是毛细血管末梢血。指尖和耳垂处毛细血管是动、静脉血混杂的地方，是动脉血和静脉血的混合体，它和静脉血总体上差不多，但白细胞相对多一些。从指尖和耳垂采的末梢血受温度和血液循环的影响比较大，所以目前在临床上，末梢血采集正逐渐被静脉采血所替代。不同部位采的血，检测结果的准确度也有差异，末梢血检测结果的变化范围比静脉血大，当然，这种差异不是很大，如果对结果要求不是特别精准的话，有时候也可以使用替代方法。

53 为什么做血常规检查时经常要采无名指血?

拇指、食指和小指是人手的主要功能指,准确精细的动作要靠它们协同配合完成,中指在各项劳动中所承担的力量要大于无名指,所以化验采血的职责便理所应当地落在了无名指上。一般人左手使用频度少于右手,所以更多采血选择左手无名指。而手指头侧面接触物体的机会也远远少于手指头正面,所以扎针部位就选择在了指尖的侧面,并且在无名指尺侧采血,只会牵涉尺神经末梢,因影响范围较少,疼痛也较轻微。从解剖学的角度来说,手指的毛细血管都是沿着手指的两侧分布的。因此,扎手指头侧面比正面指腹处更容易使出血顺畅。而且,无名指和大拇指的对位压迫最合适,无名指侧面采血最方便用大拇指压迫止血。

54 血清、血浆、全血有何区别?

血浆是离开血管的全血经抗凝处理后,通过离心沉淀,所获得的不含细胞成分的液体,其中含有纤维蛋白原,不含游离的 Ca^{2+},若向血浆中加入 Ca^{2+},血浆会发生再凝固。血清是离体的血液凝固之后,经血凝块聚缩释出的液体,其中已无纤维蛋白原,但含有游离的 Ca^{2+},血清中少了很多的凝血因子但多了很多的凝血产物。血液(全血)由血浆和血细胞组成,其中血浆约占血液的 55%，是水、糖、脂肪、蛋白质、钾盐和钙盐等的混合物；血细胞约占血液的 45%，主要分为红细胞、白细胞和血小板。

55 为什么我的血是粉色的，不是红色的？

血液的颜色源于血液中的血浆和血细胞，血浆是淡黄色透明的，血细胞颜色则由数量最多的红细胞决定，呈现红色，因此正常的血液颜色是红色的。在人体血液中，存在着各种脂蛋白，其中有一种外源性脂蛋白乳糜微粒，主要来源于食物脂肪，它的颗粒大，含有大量的甘油三酯，当甘油三酯达到一定浓度时，血浆便会呈现白色混浊样，白色混浊的血浆与红色的血细胞混合就形成了"粉色"外观的全血，这样的血被称乳糜血。另外还有一种情况，当血液中白细胞大量增高，如慢性髓系白血病时，白细胞浓度可以达到正常水平数十倍至上百倍时，大量呈白色的白细胞和原有的红细胞混在一起也会出现粉色的血液。

56 为什么抽出的血不是鲜红色而是暗黑色？

因为抽血化验一般抽的都是静脉血，颜色呈很深的暗红色，在光照比较差的地方看起来几乎接近黑色，只有新鲜动脉血的颜色才是鲜红色的，这和血液中的氧气含量有关。静脉血含氧少，还原血红蛋白多，颜色暗红，有时接近于黑色；动脉血富含氧气，氧合血红蛋白多，颜色鲜红。

57 为什么手术前需要检测乙肝、丙肝和艾滋病等疾病？

乙肝、丙肝和艾滋病都属于传染性疾病，可经血液传播。手术前和介入性诊断治疗前进行乙肝、丙肝和艾滋病的筛查有三个目的：①发现乙肝、丙肝和艾滋病感染者。对于这些患者所使用的医疗器械要进行专门的消毒或单独使用，保护其他患者，防止乙肝、丙肝和艾滋病在医院内的传播。②保护医务人员。在对乙肝、丙肝和艾滋病感染者进行手术等操作时要特别注意防护，避免锐器刺伤皮肤，防止医护人员感染病毒。③鉴定患者感染乙肝、丙肝和艾滋病的时间。

58 小孩又没有危险的性行为，为什么手术前需要查检测乙肝、丙肝、艾滋病等疾病？

为了防止经血液传播的疾病在医院内感染，说简单点就是为了患者及医务人员安全，所有患者包括小孩在手术前、胃镜检查、拔牙及介入性诊断治疗等有创操作前需进行常规乙肝、丙肝和艾滋病病毒（HIV）筛查主要是为了防止这些血传播疾病的医源性传播，小孩虽然没有危险性行为，但要排除母源性传播获得性感染乙肝、丙肝、HIV；小孩术中或术后发生输血，有利于输血后感染溯源，并非医院多收费、乱收费。

59 上次手术前检查过，结果都是阴性，才间隔一年再次手术，为什么还要查乙肝、丙肝、艾滋病？

2021年，新版《中国丙型病毒性肝炎医院感染防控指南》中要求:进行外科手术及侵入性诊疗操作(所有涉及外科操作的内科、内镜以及妇科、产科、牙科等的常规医疗操作)患者在进行操作前筛查丙肝、乙肝、艾滋病毒抗体;血液透析患者首次血液透析前应进行丙肝、乙肝、艾滋病毒抗体检测,丙肝病毒抗体阴性者在血透中建议定期(半年)进行丙型病毒性肝炎的筛查。

60 为什么临床用药会影响检验结果？

临床用药对检验结果的影响不可小觑。目前,约有4万种药物可影响检验结果。当患者同时服用5种以上的药物时,几乎会干扰所有的检验结果。例如,维生素C、右旋糖酐、多巴胺、肾上腺素、烟酸、去甲肾上腺素对血糖、肌酐、甘油三酯有负干扰作用;青霉素、茶碱可减低碱性磷酸酶的活性;化疗药物、镇静药、抗生素可引起肝、肾功能及白细胞、血小板的变化;激素类药物可影响血糖值;大剂量的青霉素可引起尿蛋白假阴性;大剂量维生素C可使氧化酶法血糖检测结果偏低;利福平、维生素B_2(核黄素)、胡萝卜素使尿液呈樱桃红色,影响尿理学检查;输入大量陈旧红细胞会使血钾增高;糖尿病患者使用二甲双胍、冠心病高血脂患者服用降血脂药均可引起谷丙转氨酶升高等。

61 经期验血,会对化验有影响吗?

女性朋友在经期的时候可以抽血,但是不建议去做某些方面的化验。因为经期做检查会影响到检查结果的准确性,如红细胞计数、血红蛋白浓度、血小板计数、血沉和凝血检查等;若进行性激素检查建议要在月经期第2~3天进行,不然月经期激素分泌发生变化,会影响到检查结果的准确性。但是如果做生化免疫类的化验,是不会影响检查结果的。

62 我只是想来开点药,为什么还要验血呢?

医生看病的时候好像一个"大侦探"在勘探现场,他们首先会询问病史,了解病情,进行体格检查,以此来发现疾病的"蛛丝马迹"。随着医学的发展,对疾病的认识也不断地深入,诊断疾病的手段也不再局限于最基本的"望、问、闻、切"4种手段。血液学检查的目的,就是为了确定已经形成的初步诊断,更为准确地确诊疾病。患者来开药是因为身体出现了不适症状,医生通过患者的描述对其进行相应的检查来判断其疾病出现的原因,验血是一个最常规的检测方法。通过血常规检验可能明确患者是否有炎症,炎症的种类,是否有贫血,是否凝血功能方面有问题;通过生化类、免疫类项目检查可以判断患者是否存在其他器官系统问题，再结合患者的实际情况对症下药。

63 拔个牙而已，为什么还要验血？

首先，通过对患者血常规、血糖和凝血 4 项等项目检查可以评估患者的身体状况。比如，目前有没有感染、凝血功能有没有障碍等，以判断是否能进行手术，手术前是否要准备预防性用药等急救措施。只有根据患者的具体情况才能做好手术前的准备，保证手术的成功率。其次，拔牙手术虽然是小手术，但大家可不能掉以轻心！在任何手术前都要做一些相关的检查，如血常规、血糖等。如果凝血机制不好，术中、术后容易出现出血不止及血肿以及感染的可能。所以验血是不容忽视的一项检查项目。

64 血稠是不是病？ 需要检验什么项目？

"血稠"的专业术语为"高黏稠血症"。对于一般人来说，血液黏稠程度会随时波动，始终处于动态变化中。偶尔出现血液黏稠不用过分担心，机体能自我调节保持相对稳定。当血小板增多、红细胞比容增大、红细胞或血红蛋白浓度较高时，可导致血液黏稠；检查血液黏稠的项目有：①血液流变学（血黏度）：反映由于血液成分变化而带来的血液流动性、凝滞性和血液黏度的变化。

②血常规检查:若血小板增多,红细胞比容增大可能出现血液黏稠的现象,部分患者红细胞和血红蛋白浓度较高,可导致血液黏稠。③生化指标:包括甘油三酯、胆固醇、高密度脂蛋白胆固醇和低密度脂蛋白胆固醇及载脂蛋白。④凝血指标:包括出血时间、D-二聚体和纤维蛋白原等。

血黏度高会引发一系列高危疾病:①形成血栓。②诱发心脑血管疾病。③加重原有疾病。

65 什么是C反应蛋白?

C反应蛋白是机体受到感染或组织损伤时血浆中一些急剧上升的蛋白质(急性时相蛋白),C反应蛋白作为急性时相蛋白在各种急性炎症、组织损伤、心肌梗死、手术创伤、放射性损伤等疾病发作后数小时迅速升高,并有成倍增长之势;炎症等症状减轻时,C反应蛋白又迅速降至正常,其升高幅度与感染的程度呈正相关。在生化报告中C反应蛋白测定可以反映C反应蛋白在机体内的含量,一般而言,C反应蛋白可用于细菌和病毒感染的鉴别诊断,一旦发生细菌感染,C反应蛋白水平即升高,而病毒性感染时C反应蛋白一般正常,或者升高不明显。

66 留取尿液标本应注意哪些问题?

留取尿标本应注意以下问题:①容器应清洁干燥,尿液标本应新鲜，尽可能选择清洁的中段尿。②女性应避免月经期留取尿液标本，防止混入阴道分泌物；男性要避免前列腺或精液混入，必要时冲洗外阴后留取中段尿或导尿。③收集新生儿及婴幼儿尿液标本时，应注意用 0.1% 苯扎溴铵（新洁尔灭）消毒尿道口、会阴部，然后将洁净的标本瓶紧贴尿道口收集尿标本或采取特殊留尿方式。④标本留取后立即送检，不能立即送检的标本应放入 4 ℃ 左右环境妥善保存。⑤应根据不同实验要求，留取不同种类的尿液标本及采取不同的取样方式。⑥每次收集尿标本量应不少于 10 mL。⑦注意防腐剂使用的种类和方式，并注意防腐剂对自己的伤害。

67 如何正确保存尿液标本？

尿液标本收集以后，应及时送检及检查，以免发生细菌繁殖、蛋白变性、细胞裂解等。尿标本也应避免强光照射，以免尿胆原等物质因光照分解或者氧化而减少。标本收集后，应于 2 小时内完成检查。室温中久置后，尤其是在夏季，尿标本中磷酸盐等可析出结晶而干扰镜检，某些化学物质如尿胆原，可因光分解或氧化而减少。如不能及时检查，可采用冷藏或者加入化学防腐剂（甲醛、甲苯、麝香草酚和浓盐酸等）保存。原则上，新鲜的尿液标本越早送检越好。特殊项目检查时，应选择合适的方法保存尿液标本。

68 前一天晚上留的尿液，第二天可以化验吗？

尿液测试样本通常需要新鲜尿液，隔夜的尿液不能进行检查，尿液存放过久，尿液中的细胞成分会出现降解、破碎，从而影响检验的准确性。比如，红细胞、白细胞，以及细菌等致病微生物，会导致尿蛋白增高，影响测试结果并误导医生。另外，尿液中的葡萄糖、酮体等成分，也会由于放置过久而出现较大的检测误差。

69 可以用洗干净的药瓶装着尿液拿去医院化验吗？

尿液检查最好现取。在家用瓶子装，容易出现污染，导致化验结果有误差。留取时间过长也会使尿液内的某些成分发生变化，对化验结果也会有影响。

70 为什么要选择合适的尿标本采集容器？

为保证尿液化验结果正确，必须选择合适的尿液采集容器。容器应该由清洁、防渗漏、无颗粒、透明而且不与尿液成分起化学反应的一次性材料组成，不可重复利用，底部较宽以防倾倒。用于微生物学检验的容器应无菌能密闭，容器外部应有足够空间粘贴标签，可记录患者全名、唯一性识别码、采集时间和日期，若应用防腐剂，还应记录其名称。标签须防潮且粘贴牢固，冷藏或者冷冻期间仍能保持信息清晰完整。

71 采集尿培养标本有什么特殊要求？

临床上，患者有泌尿生殖系统炎症或者感染时，需要通过尿液细菌培养鉴定和药物敏感试验来协助诊断和鉴别诊断。为了避免人体正常寄生菌对尿液培养标本污染引起的假阳性结果，临床上均会采集患者的清洁中段尿来进行尿液细菌培养。采集尿培养标本时，弃去前后时段排出的尿液，以无菌容器采集中间时段的尿液。其目的是避免生殖道和尿道远端细菌的污染。因留取操作不当极易影响检查结果，所以为了提高尿培养结果的正确性，必要时医务人员应给予操作指导和帮助。

72 24 小时尿、晨尿、中段尿与随机尿有什么区别？ 该怎么留？

留尿是尿检前期的一门技术活，它会直接影响验尿结果的准确性，让我们来学习"尿液"的不同叫法：①24 小时尿：早晨 7 时尿一次，扔掉，以后留取在储器内，次日 7 时再尿一次放进储器，如此循环一次为 24 小时尿。②晨尿：是早晨的第 1 次尿。③中段尿：尿液分为前段、中段和后段，中段尿就是排尿过程当中处在中间的部分尿液。④随机尿：就是随到随取的尿液标本，也比较好留取。

73 随机尿是什么意思呢？

随机尿就是随到随取的尿液标本，也比较好留取。随机尿适用于一般情况下的尿常规化验，即人们常说的"三大常规"中的一项，在临床上是不可忽视的一项检查。不少肾脏病变早期就可以出现尿蛋白或者尿沉渣中有形成分。对泌尿系统和糖尿病的筛检有重要价值，亦常是提供病理过程本质的重要线索。

74 24小时尿留取前该如何准备？

①留取前3天避免大荤饮食和剧烈运动。②女性患者应确认是否处于生理期，生理期结束后3天以上留取标本更准确。③如有尿频、尿急等尿路感染情况也不宜留取尿液。④2 000 mL以上有刻度的清洁桶（必须记录尿量，有刻度非常重要）。⑤气温>20℃，需要提前准备防腐剂（医院检验科或病房有备）。

75 患者如何正确留取24小时尿？

留取标本时间建议根据自己平时起床时间来确定。比如，您平时早上7时或8时或（固定一个时间点）起床，那么，早上7时或8时（第1次尿）应把膀胱内的尿排清并弃去，从当天第2次尿开始计时，每次排尿后把尿液放到提前准备好的桶里，直至次日早上 7 时或 8 时(第 1 次尿),不管是否有尿意,均应将膀胱内的尿排到桶里。这样,您就留好了 24 小时尿标本了。

76 24 小时尿留好后,该如何送检?

①准确记录尿液总量(需填写在尿管标签上)。②务必将桶里的尿液充分搅匀,用清洁的尿杯,将 10 mL 左右尿液倾倒入试管内。③留取好标本后立即送检。

77 不同性别的中段尿如何留取?

留取中段尿之前,男性需要清洗包皮和尿道口,女性需要清洗会阴部,并且要扒开大阴唇清洗干净之后再留取中段尿,这才是正确留取尿液的标准。可以把尿液分为前段、中段、后段,中段尿就是排尿过程当中处在中间的部分尿液。只有通过留取正确的中段尿化验结果才会真实可靠,才能够明确患者是否存在泌尿系统感染、血尿或蛋白尿。

78 为什么尿液一定要按规定的量留取? 尿量不够,能接点自来水凑数吗?

不可以。

验尿是一项不太起眼的常规检查,但却可以发现我们身体里的小隐患、大问题。尿常规化验需按规定留取足够的尿液量,如果因为量不够,加入自来水后,尿液被稀释,尿液中的有形成分及离子类检测项目数值会减少,导致结果偏低或假阴性结果。一般要求成人需留取不少于 10 mL 的量,特殊情况除外。

79 为什么要检查尿量?

尿量是指 24 小时内排出体外的尿液总量。正常成年人 24 小时尿量为 1—2 L。儿童尿量按体重计算,为成年人的 3~4 倍,尿量的多少主要取决于肾脏生成尿液的能力和肾脏稀释与浓缩的功能。尿量的变化还受内分泌功能、精神因素、年龄、环境(相对湿度和气温等)、活动量、饮食、药物等多种因素的影响。即使是健康人,24 小时尿量的变化也较大。可使用量筒等刻度容器直接测定尿量,测量方法可有以下 3 种。①直接法,将每次排出的全部尿液采集于一个容器内,然后再测定尿液总量。②累积法,分别测定每次排出的尿液体积,最后计算排出的尿液总量。③计时法、测量每小时排出的尿量或者特定时间段内排出的尿量。直接法准确性较好,但需要加防腐剂。累积法需要多次测定,误差大。计时法常用于危重患者排尿量的监测。

80 正常人为什么也会出现多尿或少尿?

多尿是指成年人 24 小时尿量超过 2.5 L,儿童 24 小时尿量超过 3L。正常人尿量增多，主要见于以下几个这种情况。①饮水过多或者摄入含水分高的食物。②服用有利尿作用的食品，如咖啡、薏苡仁等。③使用某些药物，如咖啡因、噻嗪类药物、脱水剂等。④静脉输注液体过多。⑤精神紧张、癔症等。

生理性多尿是可逆的，消除影响因素后可恢复正常，不具有临床意义。少尿是指 24 小时尿量少于 0.4 L，儿童小于 0.8 mL/kg。生理性少尿多见于机体缺水或者出汗过多，在尚未出现脱水的临床症状和体征之前，首先出现尿量的减少，当机体摄入水缺乏或者出汗时，机体为了维持内环境稳定和血容量，肾脏减少水的排泄并增加水的重吸收，表现为尿量减少，消除影响因素后可恢复正常，故不具有临床意义。

81 为什么尿液会有不同的颜色？

正常尿液的颜色由淡黄色到深黄色，尿液不同的颜色的临床意义：①红色尿（血尿）。在排除女性经血污染外，常见于泌尿生殖系统疾病，出血性疾病如血小板减少性紫癜，其他感染性疾病等，某些健康人剧烈运动后可出现一过性血尿。②深黄色尿（胆红素尿）。见于阻塞性黄疸和肝细胞性黄疸，服用一些药物如呋喃唑酮、维生素 B_2 等后尿液可呈深黄色外观。

82 为什么我的尿不是黄色的？ 尿液用肉眼看不到血，为什么说有出血？

新鲜正常尿液呈淡黄色至深黄色，其颜色深浅与尿量及体内代谢有关。当饮水较少或者天气炎热、体育运动量大导致排汗较多的时候，可以出现尿液浓缩，这个时候尿液颜色会加深，当饮水量较多的时候，尿液会稀释，颜色可以至无色透明。尿液也可因服用药物或某些食用色素后出现颜色变化，以上都是正常现象，不用担心。

尿液带血，又称血尿。当尿中存在大量红细胞，每升尿液中混有 1 mL 血液时，即可呈肉眼血尿。尿看起来没有血色，但检查结果为血尿是因为红细胞被破坏，或者出血较少，仅在显微镜下发现红细胞增多，称为镜下血尿。把尿液沉淀下来以后，用显微镜检查，就会发生少量血液就会呈现血尿现象。

83 为什么会出现乳白色混浊尿？

乳白色混浊尿（乳糜尿）：乳糜尿是由于泌尿系统淋巴管破裂或深部淋巴管阻塞致使乳糜液或淋巴液进入尿液，尿液呈乳白色混浊。乳糜尿主要见于丝虫病，也可见于结核、肿瘤、腹部创伤或由手术等引起肾周围淋巴循环受阻。妊娠或分娩可诱发间歇性乳糜尿。糖尿病脂血症、类脂性肾病综合征和长骨骨折骨髓脂肪栓塞也可引起乳糜尿。

84 为什么会出现黄白色混浊尿?

黄白色混浊尿(脓尿):尿液中含有大量的脓细胞,外观可呈不同程度的白色或黄白色混浊,放置后可有白色云雾状沉淀。见于泌尿生殖系统化脓性感染及前列腺炎、精囊炎等。显微镜检查可见大量的脓细胞,蛋白定性常为阳性。

85 黑褐色、绿色、蓝色尿见于哪些疾病?

黑褐色尿:见于重症血尿、变性血红蛋白尿,也可见于酪氨酸病、酚中毒、黑尿酸症或黑色素瘤等。

蓝色尿:蓝色尿主要见于尿布蓝染综合征,由于尿液内含有过多的尿蓝母衍生物靛蓝所致,也可见于尿蓝母、靛青生成过多的某些胃肠疾病。

绿色尿:淡绿色尿常见于铜绿假单胞菌感染。这种颜色的尿多与服药有关,非疾病所致。如服用利尿剂氨苯蝶啶,注射亚甲蓝针剂或服用亚甲蓝(美蓝)、靛卡红、木馏油、水杨酸之后均可出现,停药即可消失。

86 为什么尿液会有不同气味?

正常尿液的气味是比较淡的氨味,不好闻但并不刺鼻。尿液不同气味的临床意义:①尿液新排出有氨味,这说明尿在体内已被分解,可能是泌尿系感染、慢性膀胱炎的表现。②尿液有腐败腥臭味,常见于泌尿系感染。膀胱炎及化脓性肾盂肾炎可能会导致细菌、脓液,甚至尿液中的血液积聚在尿道,导致尿液的外观以及气味都发生变化,随着炎症的加重臭味会有明显的加重。③尿有粪臭味:可能患有直肠瘘、尿道瘘,甚至阴道瘘。肠道里的粪便可通过瘘管进入,溶于尿液中,使尿液闻起来有粪臭味。④尿有烂苹果味:多见于糖尿病酮症酸中毒的患者。一旦发现自己的尿液出现此味,就应尽快去医院化验血糖。⑤尿有蒜臭味:可能是进食大蒜造成,也可能是因为有机磷中毒,有机磷中毒通常有农药接触史,并伴有瞳孔缩小、呼吸困难、发绀、神情恍惚等体征。⑥尿液出现鼠尿味:当出现这种情况下,需立即挂号就医。大多表现为苯丙酮尿症,常伴有儿童智力低下、发育迟缓等,患者应在医生的指导下治疗。

87 尿液泡沫多是怎么回事?

尿液里面有一些泡沫大多属于正常情况,但是在临床上也经常会遇到一些患者反映尿液里边泡沫比较多。造成尿液泡沫比较多可能有下面几个原因:①尿蛋白过高。有一些疾病,比如肾炎、肾病综合征可以造成尿蛋白过多,尿液会产生泡沫;②糖尿病,糖尿病病人的尿液里由于尿糖过高,有的时候也会产生过多的泡沫;③泌尿系统感染,炎症也会造成尿液泡沫的过多。

总之，尿液泡沫过多并不一定代表某种具体的疾病，要进一步做尿常规检查或者超声检查，来明确到底是不是有疾病的特征。

88 什么是尿液常规检测？

尿液常规检测也称作尿液分析，它对泌尿系统疾病的诊断、疗效观察等具有很大临床意义，尿常规检测的具体检测内容包括：尿隐血、白细胞、亚硝酸盐、酸碱度、尿比重、颜色、透明度、蛋白、尿糖、酮体、尿胆原和胆红素等，必要时还要对尿液离心后取尿沉渣进行显微镜镜下观察，对其有形成分进行检验。

89 为什么要做尿常规检查？

尿常规检查对泌尿系统疾病的诊断、疗效观察具有重要临床意义，且对其他系统疾病的辅助诊断、预后判断、监护安全用药具有参考价值。尿常规检查主要目的：①协助泌尿系统疾病的诊断和疗效观察。泌尿系统的炎症、结石、结核、肿瘤、肾脏移植的排斥反应以及肾衰竭时尿液成分会发生变化，治疗后好转。②协助其他系统疾病的诊断，尿液来自血液，凡是引起血液成分改变的疾病均可引起尿液成分的变化。如糖尿病时进行尿糖检查，黄疸时的尿胆红素、尿胆原和尿胆素的检查，多发性骨髓瘤时的尿液本周氏蛋白检查等均有助于疾病的诊断。③安全用药的监测。

如氨基糖苷类、多黏菌素 B、磺胺等药物可引起肾脏的损害。故用药前及用药过程中须密切观察尿液变化,以确保用药安全。

90 尿检报告上有红细胞,就代表有出血吗?

不一定,正常尿液中一般无红细胞或仅有个别红细胞。尿常规红细胞,是指做尿常规检查中 3 种细胞中的红细胞,离心后的尿液显微镜每一个高倍视野中平均可见 1~2 个红细胞即为异常表现,如每一个高倍视野中红细胞数量在 3 个以上,而尿外观无血色者称为镜下血尿,如尿外观呈洗肉水样或褐红色则为肉眼血尿。血尿常见于急性肾炎、慢性肾炎、肾结核和肾肿瘤等,若尿中出现大量红细胞则可能由于肾脏出血、尿路出血、肾充血等原因所致,剧烈运动及血液循环障碍等情况也可导致肾小球通透性增加,从而在尿中出现蛋白质和红细胞。如果经离心沉淀后的尿液,在显微镜下每一个高倍视野有 2 个以上的红细胞,就称为血尿。

91 我的尿液明明不是红色,怎么尿常规结果显示红细胞 3+?

根据尿液中红细胞的数量,血尿一般可分为镜下血尿和肉眼血尿两种。镜下血尿是指在显微镜下一个高倍视野内红细胞数在 40 个以下,一个高倍视野内每 10 个计为(＋),20 个计为

（＋＋），40 个计为（＋＋＋＋）。（＋＋＋＋）以下的血尿，一般肉眼观察不能发现，为镜下血尿。高倍镜下红细胞数（＋＋＋＋）以上，肉眼即能看到尿呈红色，经显微镜检查红细胞数超过 40 个，为肉眼血尿。因此，从严重程度上讲，肉眼血尿要比镜下血尿严重，应当去医院进行检查，尽可能查清血尿原因，进行治疗。对镜下血尿，也不要不以为然，疏忽大意，以致延误诊断和治疗。

92 尿液里有蛋白，表示肾脏有问题吗？

尿常规提示尿蛋白阳性就想要直接定性诊断那未免太过局限，而且也可能受到标本的影响，这时候其实可以动态复查尿常规并进一步做尿微量白蛋白检测、尿蛋白/肌酐比值、24 小时尿蛋白定量，且结合具体病史、症状、体格检查来系统地评估。如确实是病理性蛋白尿，有肾穿刺适应证的患者应及时进行穿刺，明确病理诊断，然后对症用药。如是由急性肾损伤、肾盂肾炎、尿路肿瘤、多发性骨髓瘤、横纹肌溶解、溶血等继发因素引起的，则积极治疗基础病。基础病控制住了蛋白尿自然好转。还有一种可能仅仅是单纯的生理性蛋白尿，也就是说并不是由于脏器病变引发，如功能性蛋白尿、体位性蛋白尿。

93 正常人尿蛋白为什么也可显示阳性吗？

正常人尿蛋白阳性极有可能是生理性蛋白尿。生理性蛋白尿是指源于机体内、外环境因素的变化引起机体反应性尿蛋白增多,尿蛋白定性实验小于(＋),定量小于 0.5 克/24 小时。生理性蛋白尿分以下几类:①功能性蛋白尿,见于机体剧烈运动、发热、寒冷刺激、过度兴奋等引起的暂时性的轻度蛋白尿。②体位性蛋白尿,见于青春发育期少年,如站立时间过长,行军性蛋白尿。其特点是:卧位时尿蛋白阴性,起床活动或者站立过久后尿蛋白阳性,平卧休息后又呈阴性。③偶然性蛋白尿,见于尿中混入白带、月经血、精液和前列腺液等。④摄入性蛋白尿,见于输注成分血浆、白蛋白等蛋白制剂,摄入过多蛋白食品。⑤妊娠性蛋白尿:见于妊娠期妇女,分娩后消失。

94 尿干化学检查为什么要检查尿维生素 C?

维生素 C 在临床上广泛应用,常用于肝炎、肝硬化、化学毒物中毒、各种贫血、过敏性疾病以及动脉粥样硬化等疾病的治疗。尿干化学检查有很多项目都利用了氧化反应,维生素 C 具有强还原性,对许多检验项目存在干扰,影响了尿干化学检查的正确性。检查尿液维生素 C 主要目的在于对其他检查项目干扰的评估,而非简单进行尿液维生素 C 水平定量检测。因此,检查尿液维生素 C 是为了帮助判断尿胆红素、隐血、亚硝酸盐和葡萄糖等检验结果的准确性,防止假阴性结果的发生(针对此问题,目前已有抗维生素 C 干扰试剂带,通过在可能受维生素 C 干扰的试剂块中加入维生素 C 氧化酶或者碘盐,来达到分解和氧化维生素 C

以消除其干扰）。

95 我没吃维生素 C，为什么我的尿液化验单上维生素 C 结果是阳性（+）的？

维生素 C 结果异常并不代表被检测出近期服用过维生素 C。该项目没有明确的临床意义，它往往是需要对于检查结果的一个参考，因为维生素 C 可以导致许多结果出现假阴性，比如脓尿、蛋白尿、血尿和亚硝酸盐等。如在尿路感染时尿液中会出现亚硝酸盐的升高，亚硝酸盐的升高提示尿中存在有大肠埃希菌、变形杆菌、克雷伯杆菌等细菌的感染，当尿液中出现高浓度维生素 C 的时候，可导致亚硝酸盐的表达呈假阴性，所以对于尿液中出现维生素 C 的阳性，主要应用于一些结果的辅助分析。

96 什么是粪便常规检测？

粪便常规检查是最普遍而简单的检验项目。以下两类人尤其要做粪便常规检查，不能偷懒或嫌麻烦。①粪便颜色改变者。如果粪便呈柏油样提示消化道出血；呈鲜红色提示痔疮、结肠癌等；如粪便呈陶土色者，提示阻塞性黄疸；如粪便呈黄绿色，提示伪膜性肠炎。②粪便形态改变者。如粪便呈稀水样者，提示急性胃肠炎、食物中毒、伪膜性肠炎等；如粪便带有黏液或脓血者，提示肠炎、溃疡性结肠炎、结肠癌、直肠癌和痢疾等；如粪便突然变细或如厕困难者,提示肠癌,因为肠癌会导致直肠变窄。

97 粪便化验标本标准留取方式和注意事项是什么?

留取粪便标本应使用干燥、清洁、无吸水性的有盖容器,一般使用医院提供的标本盒,准备好棉签或竹签。留取的标本应为新鲜粪便,若标本留置时间过长,可能有细胞溶解破坏等问题出现,影响检验结果,此时应尽快送检(1 小时内)。检查粪便隐血时,尽量在留取标本前 3 天禁用维生素 C、铁剂、铋剂,禁食肉类、肝和血等含铁食物。留取粪便时注意不要与尿液混在一起。若粪便为稀便、不成形便,可先用干净容器接取,不要从尿布、便池或地面上舀取,这样会影响检验结果。若粪便为成型粪便,用棉签或竹签挑取花生米大小新鲜粪便,应选取粪便的脓、血、黏液等异常部分进行收集,表面无异常时应从粪便表面、深处及粪端多处取材。

98 使用开塞露后留取的粪便为什么不可以用于粪便检查?

开塞露作为肠道润滑剂,其成分有甘油制剂、甘露醇和硫酸镁制剂等,开塞露的作用机制是利用高浓度的甘油或者甘露醇,使更多的水分渗入肠腔,软化粪便,刺激肠壁,反射性地引起排便反应。便秘患者使用开塞露后流出的粪便标本常被甘油等制剂污染，且粪便过稀并含有油滴，影响检验人员对粪便有形成分的观察和镜检。粪便镜检中有大量脂肪小滴，常提示胰腺功能障碍，而开塞露会造成脂肪小滴假阳性的结果。故粪便检查，尤其是粪便常规检验，通常需用患者自然排出的粪便。

99 不同颜色的粪便有什么意义呢？

不同颜色的粪便标本通常反映了机体独特的病理情况，所以对疾病的诊断具有极大的参考价值。比如说淡黄色的粪便一般是乳儿便，或者见于服用大黄等药物。白色、灰白色粪便常见于服用硫酸钡、金霉素，胆道阻塞，阻塞性黄疸，胰腺疾病。绿色粪便通常是由于进食大量的绿叶蔬菜、乳儿肠炎。果酱样粪便常见于食用大量咖啡、巧克力，或是由于肠套叠及阿米巴痢疾。红色样粪便常见于直肠癌、肛裂、痔疮出血，或食入大量番茄、西瓜等。另外，黑色（柏油样）便多见于上消化道大量出血。所以观察粪便颜色在疾病诊治中具有重要意义。

100 什么是粪便隐血检查？

上消化道出血量小于五 mL 时，粪便中无肉眼可见的血液，粪便中的红细胞被破坏时，显微镜下也看不到红细胞，这时就需要用粪便隐血化学法或免疫法等才能证实是否有消化道出血，这个检查称为粪便隐血检查,主要用于消化道出血、消化道肿瘤的筛查和鉴别。隐血检查对消化道溃疡的阳性诊断率为40%～70%,对消化道恶性肿瘤早期检出率为20%,晚期可达95%,而且结果会持续阳性。有资料显示,对50岁以上人群进行1或2年一次的粪便隐血检查,是目前对消化道肿瘤(胃癌、大肠癌)早期诊断的较好手段之一,其测试方法简便、价廉,对患者无危害,所以粪便隐血试验具有十分重要的消化道肿瘤诊断的筛选价值。

101 粪便隐血有什么临床意义?

健康体检或者医院就诊时,经常会涉及粪便潜血(即隐血试验),以用来检查粪便中隐藏的红细胞或血红蛋白,这对检查消化道出血是一项非常有用的诊断指标。粪便潜血阳性(一般用＋～＋＋＋＋表示)常见于:①消化道癌症早期,有20%的患者可出现潜血试验阳性,晚期病人的潜血阳性率可达到90%以上,并且可呈持续性阳性。因此,粪便潜血检查可作为消化道肿瘤筛选的首选指标。②消化道出血、消化道溃疡病人粪便潜血试验多为阳性,或呈现间断性阳性。③可导致粪便中出现较多红细胞的疾病,如痢疾、直肠息肉、痔疮出血等也会导致潜血试验阳性。如果要做粪便隐血试验,受检者应在3天内禁食肉类、肝类、血类食物,并禁服铁剂,以免对检测结果造成影响。

102 为什么粪便隐血结果阳性，检验结果却显示没有红细胞？

粪便隐血阳性时，显微镜下能否看到红细胞，这取决于消化道炎症、溃疡、肿瘤等出血病变的性质、部位、出血量和出血速度。当上消化道出血量大速度快，虽然经胃肠的消化作用，但部分红细胞来不及被破坏，粪便显微镜检查就可能查见红细胞；反之，粪便中的红细胞被破坏殆尽时，粪便显微镜检查就看不到红细胞。而当下消化道出血量少速度慢，血液在肠内停留较久，红细胞就会被全部破坏，粪便显微镜检查也查不到红细胞。其次，粪便隐血结果假阳性也可能是由于镜检结果阴性的原因，比如血红蛋白污染容器及玻片，食物造成的假阳性，药物性假阳性等情况。所以，在检查前，受检者应当在检查粪便隐血前3天内禁食动物血、肉、肝及富含叶绿素食物、铁剂及中药等，以免造成粪便隐血结果假阳性。

103 怀疑感染肠道寄生虫有什么办法检查呢？

粪便检验是诊断肠道寄生虫感染最直接和最可靠的办法，按照常规方法进行标本涂片制作，在显微镜下按照由低倍镜到高倍镜的方式观察粪便的细微部分，主要观察镜下粪便标本的性质特点及是否有其他微生物。肉眼观察能够根据粪便的不同形状反映不同的疾病,显微镜检查能够更加精确地检出疾病的原因。粪便涂片中可见到各种虫卵(如蛔虫卵,鞭虫卵、蛲虫卵、钩虫卵、血吸虫卵、肺吸虫卵、肝吸虫卵和姜片虫等卵),认真观察后予以鉴别。

104 为什么要做痰液检查?

痰液是肺泡、气管和支气管的分泌物。当机体处于正常状态时,支气管黏膜上的腺体和杯状细胞能分泌少量液体,从而使呼吸道黏膜保持湿润状态。在病理状态下,呼吸道黏膜受到理化、感染等因素刺激,黏膜充血、水肿及浆液渗出,黏液分泌也增多,白细胞、红细胞、吞噬细胞、纤维蛋白等渗出物与黏液、吸入的灰尘以及一些组织坏死产物等混合形成痰液。痰液的成分比较复杂,主要由水分(占95%)和灰尘、蛋白质等组成。痰液检验在临床上主要用于呼吸系统炎症、肿瘤、结核以及寄生虫的诊断,对支气管哮喘、支气管扩张、慢性支气管炎等疾病也有一定的诊断、疗效观察和预后判断的价值。

105 为什么要规范痰液的标本采集?

痰液的成分很复杂。正确采集痰液标本是保证痰液检验质量的基础。规范痰液标本采集包括以下方面:①采集方法。在医护人员指导下正确咳痰。采集标本时先用清水漱口,用力咳出气管深处的痰液，注意避免混入唾液和鼻咽部分泌物。②送检时间。应及时送检，如不能及时送检，可暂时冷藏保存不超过 24 小时。③采集标本容器。采用专用容器收集痰液。如检查癌细胞，容器内应放 10%的甲醛溶液或者 95%的乙醇溶液。如用于细菌培养，应使用无菌培养皿或无菌瓶容器。

106 痰液标本留取方式与注意事项有哪些？

留取痰标本的最佳时机，应该是在使用抗菌药物之前，采用清晨的第 2 口痰液。对于普通细菌性肺炎，取痰标本送检每天 1 次，连续 2~3 天。一般不建议 24 小时之内多次采样送检，除非痰液的外观、性状出现明显的改变。对于怀疑有分枝杆菌感染的患者，应该连续收集痰液 3 天，清晨痰液送检。严格进行无菌操作，使用专用无菌培养杯，留取痰液标本量要足够，避免正常菌群的污染，还要及时地送检痰标本，防止痰标本中原始菌的死亡或者繁殖，送检最好在半个小时之内送检，不能超过 2 个小时。另外对延迟送检或者待处理标本，应该放置在 4 ℃保存，保存的标本应该在 24 小时之内处理。

107 精液化验的标本如何采集？

采集精液时间以晨起为佳，采精前要排尽尿液，并用温水将双手、阴部，尤其是龟头洗净。可采用手淫法或电动按摩射精法引起排精。精液的排出具有一定顺序,开头部分来自前列腺、附睾及壶腹,伴有大量精子,最后部分来自精囊,所以应当收集整份精液,不要遗漏任何部分,尤其是开头部分。盛精液的容器应干净、无菌、干燥,采精前容器的温度应与室温相同;容器不应过大,但容器瓶口不应过小,以免将精液射出容器外;容器应贴上标签,记录被采集者姓名及取精时间。禁止使用纸巾或避孕套收集精液。如果天气寒冷应将采集好的精液标本保温(25~35℃)送检,可以放置在贴身内衣袋中,尽量不要倾斜或倒置,尽可能在1小时内送到实验室检查。

108 精液常规化验前为何要禁欲?

精液常规化验前要求禁欲的原因,主要是为了确保精液检查的准确性。如果在检查之前没有禁欲,有可能导致精液量不够或不成熟精子的产生,降低检查结果的准确性。为确保精液检查的准确性,检查前一般要求禁欲3~7天(正常情况下,25岁以下男性禁欲3天,25~35岁男性禁欲5天,35~45岁禁欲7天)。如果禁欲时间少于3天,可能导致留取的精液量不够,精子总数与精子密度也较低,而且容易出现较多不成熟的精子;如果禁欲时间超过7天,死精子、畸形精子可能会增加,而精子活动率则可能降低,无法准确地反映精液的真实情况。此外,在妻子打夜针(促进卵子成熟和脱落)前的1~2天,医生也会要求男方手淫排精一次,以有效提高手术日男方精液质量。

109 精液标本能不能在家里取好后再送去医院？

一般来说，精液标本是不能在家里取好后再送去医院的。因为精液有液化时间，如果在家里取好再送去医院，检验科医生就无法判断精液的液化时间。最重要的是，从家里取好精液后送来医院可能会造成污染或者精子死亡，这样就会导致精液的检测结果不准确，所以最好还是在医院取好精液后立即送检。

110 精液发黄、量少代表有病吗？

正常精液颜色为灰白色或乳白色，呈半流体状。如节欲时间长者，可呈淡黄色；如果出现鲜红色、暗红色血性精液，则提示生殖系统的炎症、损伤、结核和肿瘤等；黄色或棕色脓样精液，多见于精囊炎或前列腺炎。新鲜精液呈稠厚胶冻状，1小时之内应液化为稀薄的液体，用一根小玻璃棒插入精液中再提起，所形成的精液丝长度一般不超过2厘米，否则视为异常。正常男性一次射精量为2～6 mL，平均3.5 mL。一次射精量与射精频度呈负相关。若禁欲5～7天射精量仍少于2 mL，视为精液减少；若不射精，则称为无精症。精液量减少（精浆不足）不利于精液通过阴道进入子宫和输卵管，影响受精。若一次射精量超过8 mL，精子被稀释，也不利于生育。

111 精液化验后被告知"无精症"该怎么办?

当首次被告知"无精症"后,你可以:①在医生的指导下,间隔2~3个月复查2次。②在复查的同时,还需要注意你是否有不射精或逆行射精的情况,如果有不射精、逆行射精的情况,还需要进一步检查。③如果精液常规检查显示无精,而睾丸活检有精子,则可考虑为阻塞性无精子症。④如果②和③中的两种情况都被排除,且后面2次复查都经过实验室离心后镜检也没有观察到精子,则可确诊为真性无精子症。

确诊为真性无精子症后可进一步做的检查:①性激素检查,用于评价睾丸生精功能是否正常。②精浆生化检查,用于评价生精管、输精管、附睾是否通畅。③染色体检查,用于排除一些遗传性因素,例如克氏症。④生精基因检查。⑤睾丸穿刺检查等。

112 男性"无精症"就是"无精液症"吗?

严格来讲无精症应该称为"无精子症",是指男性射出的精液中没有精子,这和"没有精液"是不一样的。如果一个男性无法射出精液,可能是性功能的问题,或者是存在先天解剖异常的问题,但这些患者未必无法实现生育。"无精子症"的诊断也非常简单,一张精液常规检查就足够说明问题。

睾丸生成精子的过程是很复杂的,它包括了从精母细胞一步一步分化的过程，最后才形成精子。精子从精液中射出体外也需要"跋山涉水"，途径附睾、输精管、精囊、射精管和尿道等多个器官。只有以上所有的器官功能均正常，射出的精液中才能找到"健康"的精子。要想实现受孕，必须有精子与卵子的结合。即便一个男性性功能正常，但如果精液中没有精子，那肯定是没办法受孕的。

113 "无精子症"发生的原因有哪些？

"无精子症"发生的原因通常有两种：①睾丸能够产生精子，但是在运输过程中被堵住了，无法被传递出体外，医生们一般用"梗阻性"来表示这种性质的无精子症。②睾丸"生产"精子的能力实在太低，或者完全没有精子，或者精子实在太少，在向体外运输的过程中损失殆尽，医生们一般称这种情况为"非梗阻性无精子症"。此外，睾丸的产精功能确实和健康的生活方式息息相关，不规律的作息、不健康的饮食、过量的烟酒摄入都会损害睾丸功能，严重者也可能导致无精子症。

114 "无精子症"就一定不能受孕吗？

"无精子症"并非无法受孕，通过科学治疗也能完成人工受孕。梗阻性无精子症这类情况一般相对乐观，因为这些患者睾丸中还是能够产生精子的，因此采用睾丸手术取精子的方法结合试管婴儿技术是可以受孕的。然而,对于"非梗阻性"无精子症患者,治疗确实相对困难,成功率也相对较低。若想治疗成功只能寄希望于睾丸中有少量能够产生精子的组织,在这种情况下可以通过在显微镜下寻找睾丸中是否有少量可以生成精子的组织,把它们取出来并尝试分离出精子后做试管婴儿,但这种方法成功率并不太高。总之,希望无精子症患者一定要到正规的男科中心或者生殖医学中心进行全面检查,寻找病因,然后决定最合适的治疗方式,不要盲目求医,也不要轻易地放弃希望。

115 "腰穿"就是在腰上扎一针吗?

腰椎穿刺术又称腰池穿刺,简称腰穿。是指用腰穿针从腰椎棘突间隙刺入腰池,对脑脊液进行相关检测的一种技术操作。对于常规的取脑脊液的腰椎穿刺部位,成人一般定在腰椎第3、第4椎间隙,该处进针不会损伤脊髓。每次抽取脑脊液的量一般为4~6 mL,取完后约20分钟脑室又会产生相同量的脑脊液,所以不存在脑脊液被抽出后,脑脊液总量减少的可能性。可以肯定地说,作为诊断性腰椎穿刺取脑脊液检查,按照医学常规操作,是不会留下后遗症的。

116 体检化验正常就能说明身体健康吗?

健康体检各项指标正常也并不能说明身体健康。一方面,任何一种体检，即使是收费高昂的豪华型体检，结果也会有一些假阳性和假阴性存在，其中既有人体状况动态变化的因素，亦有检查设备和技术敏感性问题、体检医生水平有限和主观判断的问题。另一方面，我们应该先明确怎样才算是健康。世界卫生组织（WHO）给健康下的定义是：健康是指生理、心理及社会适应三个方面全部良好的一种状况，而不仅仅是指没有生病或者体质健壮。处于亚健康状态时，各种检验结果均可为阴性，但人体有各种各样的不适感觉。由此可见，体检结果正常，您也有可能处于亚健康状态。

117 体检中反映肝功能的项目有哪些？

反映肝细胞损伤的指标，主要是谷丙转氨酶和谷草转氨酶，这两项指标升高，常见于大多数肝脏疾病，如酒精肝、脂肪肝等。反映胆汁分泌功能的主要项目是胆红素，胆红素异常升高时最明显的一个表现就是受检者会发生黄疸，那是因为当人体的胆红素代谢异常以后，通常会造成受检者血液中的总胆红素水平异常增高，此时受检者就会出现尿液发黄、全身皮肤发黄的现象。反映肝脏合成功能的项目主要是白蛋白、前白蛋白和胆碱酯酶。单纯一张肝功能化验单并不能完全反映真实病情，肝病患者检查时一定要结合其他检查，如 B 超检查等结果，来综合评估病情，避免出现漏诊。如果只是各项指标轻微升高，一般不需要过度担心，劳累、饮食因素等也会影响肝功能指标。

118 体检中反映肾功能的项目有哪些?

体检中常用的肾功能检查项目主要有三项:血肌酐、血尿素氮和血尿酸。血肌酐是一种代谢废物。如果肾脏过滤功能好,则大部分肌酐会被过滤排泄掉,血液里的肌酐只留下很少一部分。血肌酐值偏高,通常提示肾脏的代谢功能减退,可能出现肾功能衰竭的情况。血清尿素氮是人体蛋白质的代谢产物,主要经肾小球滤过而随尿液排出体外。当尿素氮水平升高,说明肾脏受损害。当此值高于正常时,说明有效肾单位的 50% 已受损害。尿酸是体内嘌呤代谢的终末产物,主要经肾脏排泄。因而测定尿酸能够了解肾脏的功能,血尿酸增高是诊断痛风的主要依据。临床上还用血清胱抑素 C 和 β_2 微球蛋白来评判肾功能。评估肾脏有没有问题,还应结合尿常规检查和肾脏 B 超等手段诊断。

119 做细菌培养为什么需要 7 天才能拿报告?

从标本接收到细菌培养和鉴定,是需要一定时间的。一般细菌生长需要 24~48 小时,也有些细菌需要更长的时间。对于生长不纯的细菌需要进一步分纯处理,大约需要 1 天时间,对病原菌进行鉴定和药敏试验需要 10 小时左右。所以从标本接收到报告发出大约需要 3 天时间,对于生长较慢的细菌时间需要 5~7 天,所以微生物细菌培养和药敏试验报告通常需要 7 天左右才能拿报告。

120 为什么用了抗菌药物就不能做血培养了?

血液培养(简称血培养)是临床微生物学实验室最重要检查之一,是诊断血液感染、菌血症的"金标准"。及时进行血培养以明确病原菌和药敏,针对性地给予治疗,对治愈患者具有重要作用,这也凸显了我们检验医学的重要性。采血时机尽可能在患者寒战开始时,发热高峰前 30～60 分钟内完成;在使用抗菌药物治疗前采集血液标本,如患者已经使用抗菌药物治疗,应在下一次用药之前采集血标本。临床上往往存在经验性用药后病情未得到缓解时才会考虑血培养,但是由于机体已经应用了广谱抗菌药物,细菌大多被杀灭或抑制,血培养结果往往为"无细菌生长"。因此,掌握正确的采血时机至关重要。

121 为什么儿科疾病的实验室检查特别重要?

儿童绝不是体形缩小了的成人。儿科疾病几乎涵盖了所有的疾病种类,同时又有着成人时期不具备的疾病种类。在临床的日常工作中,由于患儿不能很好地表述疾病的真实情况,故对于小儿疾病的诊断较成人更加困难,故儿科常被称为"哑科"。因此,小儿疾病比起成人疾病更加复杂,涉及范围更广,诊治更加困难。新生儿至青春期是从幼儿发育到成人的特殊阶段,其发病特点、疾病种类与成人不同,而且幼儿乃至儿童对疾病的叙述能力几乎为零,临床医师在诊疗过程中往往缺乏客观的诊断线索,故实验室检查成为诊断的主要依据,而且实验室检查在了解病情的发展、推测预后、指导治疗和预防中也是必需的。故实验室检查对儿童疾病诊断有着至关重要的意义。

122 婴幼儿化验抽血有哪些方式?

婴幼儿血液化验一般分为末梢采血及静脉采血:①末梢采血:常用于血常规、床旁检测(POCT)血糖、外周血细胞涂片等的检查。常用末梢采血部位为手指、耳垂等;鉴于刚出生的婴儿手指纤细,可用婴儿足跟部位采血。②静脉采血:常见于用血量较多的生化、免疫类检验。婴儿胳膊上血管比较细,所以护士抽血时一般会找比较容易穿刺的部位,例如从颈部或者大腿根部进行抽血,因为这两个部位抽血比较方便;刚出生的婴儿可用静脉留置针选取婴儿腋下静脉采血。

123 儿童贫血的标准是什么?

根据 WHO 儿童贫血诊断标准:6 月龄～6 岁小儿血红蛋白 $<110\,g/L$,6～14 岁 $<120\,g/L$,就定义为贫血,90～109 g/L 属于轻度贫血,60～89 g/L 属于中度贫血,30～59 g/L 属于重度贫血,$<30\,g/L$ 就属于极重度贫血了。婴幼儿期,以营养性缺铁性贫血最为多见。

124 血常规检查结果提示贫血的儿童还需要进一步做哪些检查?

血常规检查结果提示贫血的儿童需要做以下进一步检查:①外周血涂片,主要观察有无异常红细胞,白细胞、血小板数量和形态学的改变,有无异常细胞。②骨髓穿刺,主要是确定贫血种类以及和其他贫血的鉴别。③铁代谢,主要是检查是否有缺铁性贫血。

125 贫血的儿童多长时间复查一次血常规比较合适?

按照国家儿童保健技术规范要求,婴儿6个月、8个月、12个月要做贫血筛查,之后每半年检查1次。如果孩子确诊贫血后,条件允许的话治疗后应该每月定期复查1次,条件不允许2~3月复查1次,最晚不要超过6个月再复查。

126 出生几个月大的宝宝为什么血小板那么高?

这属于生理性变化。

正常人的血小板数量随时间和状态波动,通常午后略高于早晨,冬季高于春季,月经后高于月经前,妊娠中晚期增高,分娩后降低。婴儿骨髓增生活跃,白细胞、血小板数量都比成人高,出生半年后可达成人水平。

127 儿童血常规检查提示嗜酸性粒细胞升高，有什么意义？

嗜酸性粒细胞是一类人体固有免疫细胞，由骨髓原始造血干细胞经多个阶段分化成熟而来。其主要作用包括对抗原-抗体复合物的吞噬，强化人体对细菌、病毒和寄生虫感染的防御，免疫调节以及参与过敏反应的调控。

嗜酸性粒细胞升高的临床意义：①感染，如寄生虫、结核杆菌等。②过敏性疾病（变态反应），如支气管哮喘、荨麻疹、药物和食物过敏、过敏性鼻炎等。③某些皮肤病，如银屑病（牛皮癣）、湿疹、疱疹样皮炎等。④某些血液病，如慢性粒细胞性白血病、恶性淋巴瘤、多发性骨髓瘤等。⑤其他，如猩红热、X线照射后和脾切除等。因此，儿童出现嗜酸性粒细胞升高时，需要警惕过敏或者寄生虫病，首先要结合近期情况，查明原因，去除外源性的诱因，确诊疾病，对症治疗。

128 儿童糖尿病的危害有哪些？

糖尿病对于儿童来说危害巨大。高血糖状态会导致各种急、慢性并发症。急性期可以出现低血糖和酮症酸中毒，引起休克、脑水肿、昏迷、抽搐等神经系统损伤。随着病程进展，血糖控制不佳的患者最终会合并不同程度视网膜病变、肾病、神经病变和大血管病变等，这是导致高血压、肾衰竭、失明、冠心病、脑卒中甚至死亡等主要原因。儿童糖尿病还可影响儿童的生长发育，患儿消瘦、矮小，易患呼吸道及皮肤感染。儿童一般不太会主动告诉家长自己多尿，如家长察觉到儿童出现多尿、本不尿床的孩子多次尿床并且夜间频繁喝水等现象时，家长需要警惕儿童糖尿病，必要时到儿童内分泌专科就诊。

影响儿童生长发育的激素有哪些？

影响儿童生长发育的激素主要有生长激素、甲状腺激素、性激素，还有胰岛素和影响钙磷代谢的维生素 D 及其活性产物。生长激素主要是与孩子的纵向生长有关系，甲状腺激素对生长激素起允许的作用，与生长激素协同对骨骼的成熟起关键作用。性激素与孩子的青春期生长突增有关系，胰岛素主要是合成激素，用药合适对糖尿病孩子的身高起促进作用。影响钙磷代谢的激素，如维生素 D_1、25-二羟维生素 D_3，主要影响钙磷代谢，缺乏钙或者缺乏磷都会造成佝偻病，造成膝内翻（O 型腿）、膝外翻（X 型腿），身材矮小。

130 矮个子儿童需要做哪些检查？

（1）体格检查：包括当前身高、体重、外观、第二性征发育情况、全身各系统检查。

（2）实验室检查：包括血/尿/便常规、肝功能、乙肝两对半、肾功能、电解质、甲状腺功能、血脂、血糖、骨龄、垂体激素、生长激素激发试验。

（3）此外，根据患者病情可做特殊检查，如胰岛素样生长因子（IGF-1）\胰岛素样生长因子结合蛋白3（IGFBP-3）、IGF-1生成试验、皮质醇、促肾上腺皮质激素、性激素、戈那瑞林激发试验、绒毛膜促性腺激素试验、染色体核型分析（女孩必做）、血气分析、骨密度、25-羟维生素 D_3、头颅/胸部/脊柱/骨盆/四肢长骨 X 线片。

131 患矮小症的儿童需要做哪些重要的特殊检查？

（1）生长激素激发试验：是用于检测孩子体内生长激素是否缺乏的一种方法，也是诊断生长激素缺乏症的重要依据。

（2）胰岛素样生长因子1、胰岛素样生长因子结合蛋白-3水平测定：可以反映生长激素-胰岛素样生长因子轴功能，对于患儿体内的生长激素水平有着稳定、明确的反映，可以作为临床诊断生长激素缺乏症的可靠指标。

（3）IGF-1生成试验：该实验对生长激素抵抗综合征有较好的诊断价值。对怀疑存在生长激素抵抗的患儿，需要通过本试验测定生长激素受体功能。

（4）其他激素测定：对怀疑有内分泌疾病的患儿，依据患者需要进行甲状腺功能、性腺轴功能和肾上腺皮质功能等测定。

132 降钙素原在儿童感染性疾病中的意义是什么？

血清降钙素原（PCT）检测有助于明确或排除细菌感染，治疗过程中需动态监测确定抗菌药物的治疗适应证和优化使用疗程：当血清降钙素原＜0.25 μg/L、排除细菌感染时，不使用抗菌药物；治疗后，当血清降钙素原＜0.50 μg/L 或降钙素原峰值降低幅度≥80％时，临床症状消失，病情稳定，建议考虑停用抗菌药物。

133 为什么婴儿的血型有时验不准？

（1）婴儿红细胞抗原数量未发育到成人水平，可能导致抗原-抗体弱凝集或不凝集。简单地说就是抗原太弱了或者太少了，即使凝集了也显现不出来。（尽管"单克隆抗体"很爱"红细胞膜抗原"，但是在"红细胞膜抗原"未成年的情况下，法律是不允许它们"结婚"的。）

（2）抗体封闭、血液系统疾病等情况下，红细胞被来自母体或者自身非特异性抗体致敏（"红细胞"受到了刺激之后精神出现问题，变成了"致敏红细胞"）。

（3）婴儿脐带血含有大量的胶原蛋白,会吸附于红细胞表面,造成红细胞非特异性凝集,导致假阳性结果。

总之,婴儿抗原太弱、抗体封闭、血液系统疾病以及含有大量胶原蛋白的情况下,会导致血型检测结果不准。

134 健康儿童有必要做微量元素检测吗?

健康儿童没有必要常规体检做微量元素检测,只有在儿童出现临床症状时才需要做微量元素检查。目前,国际上对于微量元素的检验并没有一个准确、统一的标准。微量元素检测只是一种筛查手段,其检测结果只能作为参考数值来对待,对于是否缺乏微量元素,不能简单地靠检测报告单上的数值做判断,必须结合临床症状才能作出定论。国家卫生计生委在 2013 年明确发文不能随便给儿童检查微量元素,一定要根据儿童的症状有需要地检测,并且只有有微量元素检查资格的医院才可以检测,并规定尽量不要给 6 个月以下的幼儿检测微量元素。

135 微量元素检查提示钙含量低于参考值就 一定是缺钙吗?

微量元素检测大部分使用静脉血或者指尖血,也就是说微量元素中检测的钙是血钙,而人体中的钙 99% 都存在于骨骼和牙齿当中。人体中只有 1% 的钙在血液里,身体的自我调节会保持血钙值相对恒定，即使"缺钙"也很难在血液中得到体现。所以，通过检测微量元素来判断是否缺钙是不科学的，换句话说微量元素检查提示钙含量低于参考值不一定是缺钙。

136 为什么要做新生儿疾病筛查？

新生儿疾病筛查是指用一种快速、简便、敏感的检验方法，对一些危害儿童生长发育、导致儿童智能障碍的先天性、遗传性疾病进行的群体筛检，从而使新生儿在临床还没有症状出现，但是体内代谢已有异常变化时就作出早期诊断和治疗，它可以避免宝宝重要脏器出现不可逆的损害，保障宝宝正常的体格和智能发育。新生儿疾病筛查是发现可治或可预防的先天性疾病最经济有效的途径，大部分新生儿在早期筛查、确诊并经正规治疗后，可避免体格和智力的残疾，能够像正常人一样生活学习。

137 什么是新生儿遗传代谢病筛查？

在新生儿期，采用快速、简便、敏感的实验室检测方法，对一些危及生命，危害生长发育，导致儿童残疾的先天性、遗传性疾病进行检测。使宝宝在未出现疾病表现前就被发现，做出早期诊断，并给予有效治疗。从而避免宝宝重要脏器受到不可逆转的损害，使体格和智力发育正常。

138 我的孩子看上去很健康，为什么要做遗传代谢病筛查？

患有先天性代谢缺陷病的儿童,在新生儿期可能看上去很健康,无明显症状,随着年龄的长大,疾病会影响体格和智力发育。若在症状出现后诊断,则会失去治疗最佳时机。

139 家族中从来没有人患过遗传代谢病，是否也需要检查？

是的。

绝大多数先天性代谢缺陷病属于常染色体隐性遗传病,父母如果是致病基因携带者,新生儿就有 1/4 的概率患病。因此,为了避免风险,为了孩子的健康,必须进行筛查,才能保证每一个孩子的健康。

140 新生儿要筛查的遗传代谢疾病主要有哪些？

主要筛查的疾病有 4 种:先天性甲状腺功能低下症(CH)、苯丙酮尿症(PKU)、葡萄糖-6-磷酸脱氢酶缺乏症(G-6-PD)和先天性肾上腺皮质增生症(CAH)。

苯丙酮尿症是什么病？

苯丙酮尿症一种常染色体隐性遗传性疾病，是氨基酸代谢异常引起的疾病，属于常染色体隐形遗传性疾病。苯丙酮尿症主要是由于苯丙氨酸和苯丙酮酸蓄积导致的疾病。苯丙酮尿症会引起孩子中枢神经系统的损害，如果不及时治疗，可造成智力低下。目前，筛查该病的主要方法有筛查苯丙氨酸的含量，也可以做尿三氯化铁试验、尿蝶呤分析，确诊通常需要做基因检测。

142 先天性甲状腺功能低下症是什么病？

先天性甲状腺功能低下症，是儿童时期常见的智残性疾病，又称呆小病，早期无明显表现，一旦出现症状，病程是不可逆的。此病迟发现对儿童智力发育影响很大，可导致身材矮小、智力低下，医学上一般认为如果在出生 2 个月内发现此疾病，及时治疗并终身服药，患儿智力基本正常；大于 10 个月发现或治疗，患儿智商只能达到正常的 80%；大于 2 岁发现，患儿智力落后不可逆。先天性甲低发病率大约是五千分之一。

与该病相关的检验项目有：血清 T4、T3、促甲状腺激素（TSH）测定等。

143 葡萄糖-6-磷酸脱氢酶缺乏症是什么病?

红细胞葡萄糖-6-磷酸脱氢酶缺乏症(G-6-PD)是世界上最多见的红细胞酶病,患者主要症状为贫血和溶血,食用蚕豆后容易诱发溶血。本病是由于调控 G-6-PD 的基因突变所致,呈X连锁不完全显性遗传。本病常在疟疾高发区、地中海贫血和异常血蛋白病等流行地区出现,地中海沿岸、东南亚、印度、非洲和美洲黑种人的发病率较高。我国分布规律呈"南高北低"的态势,长江流域以南,尤以广东、海南、广西、云南、贵州、四川等地为高发区,发生率为 4%～15%,个别地区高达 40%。

与该病相关的检验项目有:高铁血红蛋白还原实验、荧光斑点试验、硝基四氮唑蓝纸片法、红细胞 G-6-PD 活性检测等。

144 先天性肾上腺皮质增生症是什么病?

先天性肾上腺皮质增生症又称肾上腺生殖器综合征或肾上腺性变态征,属常染色体隐性遗传病,主要由于肾上腺皮质激素生物合成过程中所必需的酶存在缺陷,致使皮质激素合成不正常。多数病例肾上腺分泌糖皮质激素、盐皮质激素不足而雄性激素过多,故临床上出现不同程度的肾上腺皮质功能减退,伴有女孩男性化,而男孩则表现性早熟,此外尚可有低血钠或高血压等多种症合征。典型的先天性肾上腺皮质增生症发病率约为

10/10 万人,而非典型的发病率约为典型的 10 倍,并有种族特异性。

与该病相关的检验项目有:尿液 17 -羟类固醇、17 -酮类固醇和孕三醇测定,血液 17 -羟孕酮、肾素血管紧张素原、醛固酮、脱氢异雄酮、脱氧皮质酮及睾酮测定,染色体核型分析,基因诊断等。

145 新生儿遗传代谢性疾病筛查为什么要采足底血?

进行足跟部采血是由于新生儿足部供血相对比较丰富,容易采集到足够检测的血液量,且新生儿足跟部的痛觉相对不敏感,可以最大限度地减少痛觉。

146 新生儿和婴儿该怎么留取尿液标本?

尿检是一种常用的医学检测方式,包括尿常规、尿液中有形成分分析、蛋白质定量等,对于临床多种疾病的诊断、疗效评估及预后判断有着重要价值。由于婴幼儿或新生儿大小便不受控制,且照看者并不知道其什么时候大小便,还不能很好配合,那该怎么留取尿液标本呢?可以给孩子使用婴儿接尿袋,可以将其粘在孩子的身上,接到尿后送检就可以了。一般来说,婴儿接尿袋在药店可以购买到,有些医院也有。

147 儿童尿常规检查结果提示尿蛋白阳性，需要进一步做哪些检查？

儿童尿常规检测结果提示尿蛋白阳性需进一步检测 24 h 尿蛋白含量，可以更准确地检测尿液中的蛋白质含量。此外，还要进一步做以下检查：①血液检查：感染指标、肾功能、血浆蛋白。②影像学检查：包括泌尿系统超声检查，必要时需要摄片检查，评估肾脏大小、结构和形态。③肾活检：需肾脏专科医生根据患儿的病情决定。

148 儿童尿常规检查结果提示尿隐血阳性，需要进一步做哪些检查？

儿童尿常规检查结果提示尿隐血阳性，需要做以下检查：①首先需要进一步作尿沉渣镜检检查尿中是否有红细胞，②如果尿沉渣镜检发现有红细胞需要进一步检查尿红细胞位相判断红细胞来源于肾内还是肾外，如果尿中的红细胞大部分是畸形红细胞，数量超过 60%，就可以认为红细胞来自肾脏，称为肾性血尿，常见于肾小球肾炎、高血压性肾脏病、狼疮性肾炎等各种肾脏疾病。如果尿中红细胞大部分是呈正常形态的，就认为来自肾外。比如肾盂、输尿管、膀胱等，称为非肾性血尿，常见于炎症、结核、结石、肿瘤和外伤等肾脏疾病。如果是肾性血尿，还要检查是否合并有尿蛋白和高血压。如果没有蛋白尿、没有高血压、没有水肿，仅仅是肾性血尿的话，就诊断为隐匿性肾小球肾炎或者薄基底膜肾病。如果肾性血尿合并蛋白尿、高血压的话，有可能是肾小球肾炎、高血压性肾炎、紫癜性肾炎等严重的肾脏病。③此外，还要做泌尿系统及肾脏彩超等影像学检查。

149 宝宝尿片里的粪便为什么不能用来检测？

尿片上的检测标本已经停留很长时间的话，医生会建议家长重新留取标本，这是因为尿片里面衬垫的材料吸水性很强，排泄物中的水分被吸附后，阳性部位经常就是这些呈液态的粪便，所以尿片会导致粪便中的细胞成分（脓细胞、红细胞等）皱缩或破坏。尿片内也可能会混有尿液影响结果。这些因素都会导致检验结果产生误差，故无法使用尿片里的粪便进行检测。

150 为什么婴幼儿的粪便和大人的颜色不一样呢？

正常成人粪便的颜色呈黄褐色，这是胆汁中的胆红素所产生的颜色，褐色是吲哚和粪便中的含铁化合物形成所导致。婴幼儿或新生儿的饮食结构与成人大为不同，导致粪便颜色不一样。

151　母乳喂养的婴幼儿粪便颜色是什么样的?

母乳喂养的婴幼儿粪便呈金黄色,这是因为母奶中含有丰富的寡糖,能够充分地刺激肠胃蠕动,因此大部分婴幼儿不会出现硬便的情形,也不会有明显臭味,偶尔会微带绿色且比较稀,或呈软膏样,均匀一致,带有酸味且没有泡沫。

152　人工喂养的婴幼儿粪便颜色是什么样的?

人工喂养的婴幼儿粪便呈土黄色,用配方奶喂养的婴幼儿粪便较少,通常会干燥、粗糙一些,稍硬如硬膏,颜色呈土黄或金黄色,略带一些酸臭味,喝配方奶的婴幼儿有时粪便会黄中带绿或青绿,这是因为配方奶铁质含量都很高,当婴幼儿对奶粉中的铁质吸收不完全时,多余的铁质就会使粪便带绿色,这种情形是正常的。婴幼儿吃辅食以后的粪便颜色较暗,婴幼儿从 4 个月开始添加辅食,随着婴幼儿辅食数量和种类的增多,婴幼儿粪便的颜色慢慢地接近成人。

153　婴幼儿粪便有泡沫提示什么?

婴幼儿粪便有泡沫提示:
① 消化不良。婴儿消化不良,所以食物残渣比较多,肠道菌

群经过发酵而产气，所以就会出现这样的情况。

② 乳糖不耐受。新生儿肠道的乳糖酶活性明显偏低，有些新生儿会出现乳糖不耐受的情况，因为乳糖酶分解母乳中的双糖，将双糖变成单糖，新生儿才能有效地利用母乳中的乳糖，给自己提供能量。如果乳糖酶活性比较低，乳糖不能有效分解，导致孩子腹泻，并且粪便呈泡沫状。

③ 着凉。如果新生儿腹部受凉，胃肠蠕动会明显加快，导致粪便呈泡沫状，而且是稀便，同时也会伴有腹痛。

④ 婴幼儿对食物中的淀粉、糖类不消化。母乳喂养的妈妈最近如果吃了糖分、淀粉过高的食物，就容易造成宝宝泡沫便。

⑤ 肠炎。婴幼儿肠炎的主要症状除了腹泻之外还伴有吐奶严重的症状，甚至粪便伴有黏液，出现这种情况比较严重，要立即就医。

154 儿童感染了蛲虫后为什么夜间会觉得屁股痒？

小孩感染了蛲虫后，往往在夜间熟睡1～3小时后掰开他的屁股就可以看到肛门周围有几条白色的小虫子，这些爬在肛门的白色虫子就是蛲虫。蛲虫，学名称作蠕形住肠线虫，主要寄生于人体小肠末端、盲肠和结肠，主要通过肛门→手→口直接传播。发育成熟的蛲虫，呈乳白色线头状。一般多见的是雌虫，而雄虫比雌虫小，同时因为雄虫在交配后会立即死亡，因而不易被见到。

感染蛲虫病的孩子,最常见的症状是肛门周围或会阴部瘙痒。这是由于蛲虫雌虫晚上出来"溜达",顺便产卵时产生的毒性物质和机械刺激造成的。蛲虫病若反复感染迁延不愈,容易使孩子产生夜惊、夜间磨牙、遗尿等症状。患病的女童,还有可能因为雌虫游走侵入外阴、尿道而发生外阴炎、尿道炎等。

155 为什么自身免疫病患者中女性多于男性?

自身免疫病多发于女性患者,如系统性红斑狼疮患者中女性与男性的比例为(6—9):1。自身免疫病"青睐"女性的原因是由于男性有一条 X 染色体和一条 Y 染色体,而女性有两条 X 染色体。X 染色体携带有一些控制免疫功能的基因,女性比男性多一条 X 染色体,相当于是女性获得"额外"的免疫力,有时可导致对自身成分发生免疫应答。女性不仅对细菌、病毒有较好的抗体反应性,而且对自身组织易产生自身抗体,故女性较男性易患系统性红斑狼疮、类风湿关节炎等自身免疫病。另一方面,机体内少量天然存在的生理性自身抗体有利于清除自身衰老或损伤的细胞,起到自稳作用,但这种自身抗体过量就会引起组织损伤。实验证明,女性体内的生理性自身抗体高于男性,这也可能是女性易发生自身免疫病的原因之一。此外,神经内分泌系统在自身免疫病的发生中也起着一定的调控作用。雌二醇浓度升高可促进抗体生成,故自身免疫病好发于育龄女性可能与其体内雌二醇浓度升高有关。

156 抗核抗体阳性，就一定得了风湿病吗？

抗核抗体（ANA），是一组对细胞核内的 DNA、RNA、蛋白或这些物质的分子复合物产生的自身抗体。ANA 阳性可见于风湿免疫疾病中的系统性红斑狼疮、混合型结缔组织病、类风湿关节炎、干燥综合征、血管炎和自身免疫性肝病等，且 ANA 滴度越高，与自身免疫性疾病相关性越大。ANA 阳性也可见于肿瘤、病毒性肝炎、溃疡性结肠炎、巨球蛋白血症、淋巴瘤、特发性自身免疫性溶血性贫血、感染性疾病、原发性肺纤维化、重症肌无力、结核病、药物反应（普鲁卡因胺、三甲双酮、苯妥英钠、异烟肼等）、甚至健康人（其中老年人、青春期女性以及更年期女性比例更高）。因此，ANA 阳性不代表就得风湿病了。

157 抗核抗体阴性，是不是可以排除风湿病？

抗核抗体（ANA）阴性也不能排除风湿免疫性疾病，可能由于其体内不存在 ANA、疾病初期 ANA 含量不足以被检出、临床治疗影响或试剂原因造成的实验室误差等，需结合症状及化验检查等方面由风湿免疫科专业医师综合判断。

158 抗 Sm 抗体阳性，就得系统性红斑狼疮了吗？ 抗 Sm 抗体阴性，就不会得系统性红斑狼疮了吗？

抗 Sm 抗体是在一位名为 Smith 的系统性红斑狼疮（SLE）患者血液中首次发现并命名的，是诊断系统性红斑狼疮的特异性抗体，抗 Sm 抗体对 SLE 特异性达 99%，是 SLE 标记性抗体，高浓度的抗 Sm 抗体多见于 SLE 患者。此外，在某些疾病如干燥综合征、硬皮病、类风湿关节炎及混合结缔组织病等自身免疫疾病中个别患者的抗 Sm 抗体也会呈阳性。SLE 的诊断需结合临床表现和实验室等辅助检查，抗 Sm 抗体阳性并不代表就得 SLE 了。另一方面，抗 Sm 抗体在 SLE 中敏感性低，抗体检测阳性者在 SLE 患者中仅占 30% 左右，故抗 Sm 抗体阴性时不能排除 SLE 诊断。

159 抗 SSA 抗体阳性，是不是得了干燥综合征？

抗 SSA 抗体最常见于干燥综合征（SS），也可出现在系统性红斑狼疮、亚急性皮肤型狼疮、新生儿红斑狼疮、C2 缺乏症和先天性完全性房室传导阻滞患者中，如果患者仅出现 SSA 抗体弱阳性也可能是由于病原体感染导致，甚至在少数正常人群中也会出现。因此,抗SSA抗体阳性并不代表得了干燥综合征。

160 抗dsDNA抗体阳性,是不是得了系统性红斑狼疮?

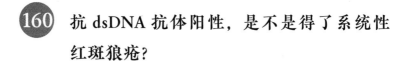

抗dsDNA抗体即抗双链DNA抗体,是系统性红斑狼疮(SLE)的特异性抗体,其阳性常见于SLE,较高滴度的抗体更能提示SLE,且抗体滴度增加反映疾病活动性增加,同时亦可见于类风湿关节炎、干燥综合征等风湿性疾病以及药物相关免疫性疾病(抗TNF-α制剂、米诺环素和青霉胺)、自身免疫性肝炎、骨髓瘤患者甚至健康人群。单纯抗dsDNA抗体阳性并不能说明得狼疮了。

161 抗磷脂抗体阳性,是不是得了抗磷脂综合征(APS)?

抗磷脂抗体主要包括狼疮抗凝物、抗心磷脂抗体及抗β_2-糖蛋白1抗体等,是抗磷脂综合征(APS)的主要标志物,同时也可存在于系统性红斑狼疮、干燥综合征、混合型结缔组织病、类风湿关节炎以及一些非风湿性疾病如药物诱导性疾病、感染和神经系统疾病。抗磷脂综合征的诊断需结合临床表现和实验室检查,单纯抗磷脂抗体阳性,不能说明就是APS。

162 抗 Jo‑1 抗体阳性，是不是得了皮肌炎？

抗 Jo‑1 抗体是皮肌炎血清标志性抗体，特异性较高，抗体阳性需考虑皮肌炎可能，但仍要结合患者有无肌无力症状及特征性皮肤改变，同时根据有无肌酶谱、肌电图以及肌活检病理学异常等综合判断。

163 抗 SCL‑70 抗体阳性，是不是得了硬皮病？

抗 SCL‑70 抗体被认为是硬皮病的血清特异性抗体，特异性为 100%，敏感性 40%，且该抗体在其他结缔组织病和非结缔组织病中极少阳性。硬皮病的诊断须结合临床和实验室等相关检查，该抗体阳性患者可至风湿免疫科就诊全面评估以明确诊断。

164 抗中性粒细胞胞质抗体阳性，是不是得了血管炎？

抗中性粒细胞胞质抗体（ANCA），是以中性粒细胞和单核细胞胞浆成分为靶抗原的自身抗体，主要分为 c‑ANCA 和 p‑ANCA，其中 c‑ANCA 对于肉芽肿性多血管炎具有较高的特异性，p‑ANCA 常见于显微镜下多血管炎和嗜酸性肉芽肿性多血管炎外,也可见于其他结缔组织病、炎症性肠病和原发性硬化性胆管炎,另外还可见于药物不良反应、感染性疾病等情况。因此,ANCA 阳性,不代表一定是血管炎。

165 抗线粒体抗体阳性,是不是得了自身免疫性肝病?

抗线粒体抗体(AMA),是诊断原发性胆汁性胆管炎(PBC)标准中的重要一项,可分为 9 种亚型,其中 AMA - M2 抗体在 PBC 中阳性率>96%,且抗体滴度较高。此外,在其他慢性肝脏疾病和硬皮病中也可检出抗线粒体抗体,但都以抗体低滴度为主。因此,AMA 阳性,需警惕自身免疫性肝病。

166 风湿病患者为什么要定期复查血沉?

血沉(ESR)也称作红细胞沉降率。风湿病患者 ESR 水平往往在疾病活跃的情况下升高且随着病情缓解而降低,是一项可代表风湿病患者病情活动的指标,其可作为判断药物疗效及病情是否稳定的指标之一,故需定期复查。

167 风湿病患者除了验血,为什么还要查尿?

风湿科医生主要关注尿常规检查中的尿蛋白、尿隐血、尿 pH

值及白细胞情况。风湿病患者可出现尿检异常,如狼疮性肾炎、干燥综合征、系统性血管炎、皮肌炎、硬皮病、痛风性肾病及类风湿关节炎,以上这些疾病的首发表现可为蛋白尿;抗中性粒细胞胞质抗体相关性血管炎、特发性炎症性肌病、硬皮病或痛风性肾病可引起血尿或镜下血尿;干燥综合征患者出现肾小管酸中毒时可出现尿 pH 值升高等,故风湿病患者也需行尿液相关检查。

168 风湿病患者为什么要检查肝肾功能?

风湿性疾病会引起多器官多系统的损害,如类风湿关节炎、干燥综合征、系统性红斑狼疮及痛风等风湿病会造成肝肾功能异常,且药物治疗过程中也可能会出现肝肾功能的损害,如硫唑嘌呤、环孢素及硫氮磺吡啶等可能引起肝损害,环孢素使用过程可引起肾功能损害等,故需定期检查监测和评估。

169 结缔组织病患者复查抗体阴性了可以停药吗?

结缔组织病是一大类与自身免疫功能紊乱相关可引起多器官和多系统损害的风湿性疾病的总称,属于慢性疾病。理论上,慢性病不能根治,故没办法停药。患者病情是否得到控制,最主要与药物使用有关,一旦治疗中断,随时可能复发甚至病情加重危及生命。建议在风湿病专科医师的指导下进行方案的调整。

170 为什么 IgG4 与 CA19 - 9 联合检测可用于自身免疫性胰腺炎和胰腺癌的鉴别诊断？

自身免疫性胰腺炎（AIP）是一种与 IgG4 相关的自身免疫机制介导的慢性胰腺炎，由于 AIP 常需与胰腺癌进行鉴别诊断，且 AIP 一旦误诊为胰腺癌，患者可能遭受不必要的手术治疗。因此，AIP 和胰腺癌的鉴别诊断直接影响患者的治疗方案。AIP 患者血清 IgG4 明显升高，用于辅助诊断 AIP 有较高的特异性和灵敏度；而大部分胰腺癌患者血 CA19 - 9 水平明显增高。当 AIP 和胰腺癌难以鉴别时，同时检测血清 IgG4 和 CA19 - 9 有助于临床对 AIP 和胰腺癌的鉴别诊断。

171 什么是强直性脊柱炎？ 它与 HLA - B27 有什么关系？

强直性脊柱炎（AS）是以骶髂关节和脊柱附着点炎症为主要症状的疾病。该病隐匿性高，主要侵犯骶髂关节、脊柱骨突、脊柱旁软组织及外周关节，严重者可发生脊柱畸形和强直，并可并发关节外如眼及肺等病变。该病与 HLA - B27 呈强相关，HLA - B27 是人体白细胞抗原 B27，具有调节免疫应答的功能，该指标阳性需高度警惕 AS。此外，HLA - B27 还和葡萄膜炎、银屑病关节炎、反应性关节炎、炎症性肠病性关节炎及未分化脊柱

关节炎等有关,但是正常人群中也有 5% ～ 10% HLA - B27
阳性。

172 免疫球蛋白是什么? 为什么有些风湿病患者的免疫球蛋白会异常?

免疫球蛋白(Ig)是一组具有抗体活性的球蛋白,存在于血清、体液、外分泌液和一些细胞膜上,可用于了解机体的免疫功能。Ig 分为 IgG、IgA、IgM、IgD 及 IgE 5 类,其中 IgG 和 IgM 在体液免疫中起重要作用。免疫球蛋白是人体体液免疫的重要组成部分,对人体具有保护作用,但同时也具有致病作用,当免疫球蛋白对自身抗原产生反应时便会出现自身免疫性疾病,如类风湿关节炎、系统性红斑狼疮及干燥综合征等,往往可造成多种不同类型的免疫球蛋白升高。

173 免疫球蛋白升高或降低了该怎么办?

如果是多种类型免疫球蛋白升高,可见于系统性红斑狼疮及类风湿关节炎等风湿免疫性疾病,也见于各种慢性感染,如慢性肝病、肝癌及淋巴瘤;如果是单一的免疫球蛋白升高,可见于多发性骨髓瘤和巨球蛋白血症等血液系统疾病,也可见于过敏性疾病和寄生虫病,故患者可至相应专科进一步检查。免疫球蛋白降低常见于先天性和获得性免疫缺陷病,如原发性免疫缺陷病、慢性淋巴细胞性白血病、肾病综合征、大面积烧伤烫伤患者及长期使用免疫抑制剂的患者，免疫球蛋白降低往往提示机体免疫功能低下，此时需在专业医生指导下完善检查明确病因，必要时可输注丙种球蛋白。

174 什么是类风湿关节炎？ 常用的检验项目有哪些？

类风湿关节炎（RA）是一种以侵袭性关节炎症为主要临床表现的自身免疫病，可发生在任何年龄。RA 发病机制目前尚不明确，其基本病理表现为滑膜炎，并逐渐出现关节软骨和骨破坏，最终导致关节畸形和功能丧失，可并发肺部疾病、心血管疾病、恶性肿瘤、骨折及抑郁症等，因此早诊断及早治疗尤为重要。

常用的检验项目有：类风湿因子、抗环瓜氨酸肽抗体、抗波形蛋白抗体、抗角蛋白抗体、葡萄糖-6-磷酸异构酶、抗 Sa 抗体、抗RA33 抗体、抗核抗体、血常规、红细胞沉降率、C 反应蛋白、免疫球蛋白和补体等。

175 类风湿因子阳性，就得了类风湿关节炎吗？

类风湿因子（RF）是由于感染因子引起体内产生的以变性免疫球蛋白 IgG 的 Fc 片段为抗原的一种自身抗体。RF 在类风湿关节炎（RA）中阳性率很高，可达 70%，高滴度 RF 有助于早期

RA 诊断。RF 除类风湿性关节炎外，还可见于系统性红斑狼疮、干燥综合征、进行性系统性硬化症、皮肌炎及混合型结缔组织疾病等自身免疫性疾病。此外，慢性感染（如病毒性肝炎、感染性心内膜炎和慢性肺结核等）及非感染性疾病（如弥漫性肺间质纤维化、结节病及高球蛋白血症等）也可发现 RF 阳性，甚至在正常人中（以老年人多见）也可检测到 RF，但一般滴度较低（<40 IU/ml），所以 RF 阳性并不一定就代表 RA，但随着 RF 滴度增加，其对 RA 诊断的特异性增高。

176 抗环瓜氨酸肽抗体阳性，是不是就可以明确类风湿关节炎？

抗环瓜氨酸肽抗体（抗 CCP 抗体）是以合成的环化瓜氨酸多肽为抗原的自身抗体，其有助于类风湿关节炎（RA）早期诊断，比类风湿因子的诊断特异性高。抗 CCP 抗体阳性也可见于伴致畸性关节炎或侵蚀性关节炎的系统性红斑狼疮（SLE）和干燥综合征（SS），特别是 SLE‐RA 重叠综合征、SS‐RA 重叠综合征，也可存在于侵蚀性、多关节性关节炎的银屑病关节炎，甚至见于没有关节炎的重度银屑病患者。活动期结核病中抗 CCP 抗体升高也不少见。因此，抗 CCP 抗体阳性不代表就得了类风湿关节炎。

177 类风湿因子阴性或抗环瓜氨酸肽抗体阴性，就可以排除类风湿关节炎吗？

类风湿因子(RF)阴性不能排除类风湿关节炎(RA)，20%～30% RA患者血清 RF 可呈现阴性，甚至当出现关节破坏及变形时 RF 检测仍为阴性，此时需结合症状表现及影像学检查等综合判断，以免延误治疗。抗环瓜氨酸肽抗体(抗 CCP 抗体)阴性不能排除 RA，30%的 RA 患者可以出现抗 CCP 抗体阴性。

178 类风湿关节炎治疗后，类风湿因子或抗环瓜氨酸肽抗体始终阳性，是不是治疗没有效果？

类风湿因子(RF)滴度下降可提示病情好转，但其变化远远迟于临床症状及实验室指标等，故 RF 不作为判断疾病治疗疗效的标准。治疗效果应结合患者症状、血沉及 C 反应蛋白等综合判断。同 RF 一样，抗环瓜氨酸肽抗体也不是衡量类风湿关节炎患者治疗疗效的标准，评估治疗效果主要根据患者关节症状改善程度及炎性指标(C 反应蛋白及血沉)下降程度。

类风湿关节炎治疗后，类风湿因子或抗环瓜氨酸肽抗体阴性了，是否可以停药？

　　类风湿关节炎是一种慢性病，目前没有根治的办法，大多数患者经过系统规范治疗后可达到控制病情改变关节功能和预后，类风湿因子（RF）并不是判断疾病治疗疗效的标准，切记不可擅自停药，应在医生指导下坚持规范用药使病情达到长期控制的状态。同 RF 一样，抗环瓜氨酸肽抗体也不是判断疾病治疗疗效及减药停药的标准，应在风湿免疫科医生指导下规范用药，能否减药或停药需要风湿科医生的综合评估。

180 **什么是痛风，它与尿酸有什么关系？**

　　痛风是嘌呤代谢紊乱和（或）尿酸排泄障碍所致的疾病，临床特征为血清尿酸升高、反复发作性急性关节炎、痛风石及关节畸形、尿酸性肾结石、肾小球肾小管肾间质及血管性肾脏病变等。高尿酸血症是痛风最重要的生化基础，但并不是所有的高尿酸血症患者最终都会出现痛风。

痛风发作时血尿酸检查却在正常范围内，真的是痛风吗？

痛风急性发作时，大量尿酸从血液中析出沉积于关节，此时血中尿酸的含量反而降低，且急性期肾脏排泄尿酸能力代偿性增加，同时有些患者在痛风发作时暂停了一些引起尿酸升高的因素，如停用利尿剂、减少高嘌呤食物的摄入、戒酒或口服降尿酸药物，这些均会导致尿酸值下降，少数患者甚至出现低于正常值。因此，血尿酸指标正常，不能排除痛风急性发作。

182 **痛风发作时除了查尿酸，为什么还要做血液和尿液检查？**

有些患者一听说尿酸，以为是尿液的指标，其实尿酸主要指的是血尿酸，故需验血检查，同时也需结合其他抽血项目来判定痛风的急性发作情况，如血常规、血沉、C 反应蛋白（CRP）、肝肾功能及血脂、血糖等指标，痛风急性发作时血沉、CRP 及白细胞往往会升高，血清肾功能指标肌酐升高可准确反映痛风及高尿酸血症对于肾脏实质受损的情况，对于病情评估、后续用药选择及疗效监测均具有指导作用。痛风可能影响肾脏，患者可出现血尿、蛋白尿、脓尿等，同时尿 pH 值多呈酸性，尿 pH 值偏低时需加用药物碱化尿液治疗，因此需要检查尿液。

183 为什么痛风发作时尿酸正常，等急性期过后来复查，尿酸反而升高了呢？

在痛风急性发作期，患者尿酸水平往往比平常还低，甚至可以正常，主要由于急性发作期患者关节腔内尿酸可以很高却不能被检测到，此时数值上的尿酸并不是体内尿酸的真实反映。在急性期过后，患者血尿酸往往会明显升高。

184 痛风患者服用药物后尿酸已经正常了，为什么还不能停药？

停药后尿酸水平会很快反弹，且单纯靠饮食控制只能起到轻度降尿酸作用，因为饮食控制只能减少外源性嘌呤摄入，不能改善内源性尿酸生成和肾脏对尿酸的排泄，所以建议在血尿酸降至目标水平后，在医生的指导下逐渐减量，部分患者需要长期维持治疗。

185 怀孕早期，如何选择血、尿人绒毛膜促性腺激素这两个项目？

人绒毛膜促性腺激素(hCG)是由胎盘的滋养层细胞分泌的一种糖蛋白，它是由 α 和 β 二聚体的糖蛋白组成。血 hCG 和尿

hCG 检查，就是检查人体的血液或者尿液中的 hCG 从而来确定女性是否怀孕。比如早孕试纸、验孕棒这一类妊娠测试的原理都是属于尿 hCG 检测方式。血 hCG 是通过抽取血液检查其中的 hCG 含量来确认是否怀孕的妊娠测试。怀孕早期，最好选择血 hCG 检查，因为怀孕早期尿 hCG 浓度低，很难检测出来，尤其在经常大量喝水后更难检测出来，而检测血 hCG 相对来说更准确，无论是怀孕早期，还是有没有多喝水，只要怀孕就能检测出来。当然了，为了让结果更准确、更可信一些，血、尿 hCG 联合检测是最好的方法。

186 早孕试纸两条杠就一定代表怀孕了吗？

除了怀孕时试纸条出现阳性结果（即两条杠），其他激素如促甲状腺激素、黄体生成素、卵泡刺激素等也可能干扰试验而导致假阳性结果，另外还有一些疾病（如葡萄胎、绒毛膜癌、支气管癌和肾癌等）和药物也可能造成假阳性结果。所以，试纸条仅仅是一个判断是否怀孕的参考条件，最终结果还需要到医院就诊确认。

187 在家里测人绒毛膜促性腺激素和在医院测结果一样吗？

家庭人绒毛膜促性腺激素（hCG）试验与实验室的尿 hCG 定

性试验非常相似,但应该注意一些重要的环境因素。有时家庭
hCG 试验在月经期推迟后立即检测并不能得到阳性结果,因为
受孕 10 天后尿中 hCG 才能被检测到。如果可能,尿 hCG 定性
试验应该选用清晨第一次尿样。在进食液体后(茶、咖啡、果汁、
水等),尿液被稀释,尿中 hCG 浓度也会随之而降低。在医院不
仅能进行尿 hCG 检测,还可以结合血 hCG 检测,这样就能够更
准确地反映 hCG 的水平。

188 尿液人绒毛膜促性腺激素阴性,B 超检查提示怀孕,如何解释?

怀孕早期,尿液通常会因为人绒毛膜促性腺激素(hCG)浓度
小而检测不出来,从而导致出现阴性结果。有时还会因为孕妇喝
水过多使得尿液稀释或体内含有嗜异性抗体造成假阴性结果,这
时候检查血液 hCG 和 B 超是最准确的结果。如果尿液 hCG 阴
性而 B 超检查提示怀孕,则说明尿液 hCG 结果是假阴性,此时就
以 B 超检查结果为准。B 超检查相对于尿液 hCG 检查,有以下
几个优点:①明确妊娠囊着床部位,判断妊娠囊在宫内还是宫外。
②核实妊娠时间,在月经周期不规则的情况下,早孕期的超声检
查是核实妊娠时间有效的方法。③了解胚胎发育情况,超声观察
妊娠囊内的卵黄囊、胚芽、胎心搏动,确认胚胎数目。④观察子宫
及附件情况,了解妊娠子宫有无畸形、有无肌瘤,附件有无占位性
病变。

189 未成年的女孩腹痛，为何医生会开单验怀孕？

在停经、不规则出血等情况下，首先要考虑怀孕可能性，尤其当合并存在腹痛时，更需要排除宫外孕这一险象。女生初潮的年龄存在提前的趋势，而这就意味着，从医学的角度需要考虑怀孕的可能性。大部分的家长对性生活史问诊表示理解，医生在提问的同时也会解释，这是为了全面了解患者的情况而常规询问的环节。尤其是在面对非常年幼的孩子时，医生还需要家长配合提问，判断孩子是否存在被侵害的可能。但也难免有些家长的观念保守，认为这样的问题是一种侮辱，为了避免漏诊、误诊，即使患者否认，医生们也会通过辅助检查进一步判断是否存在怀孕可能。

190 怀孕初期为什么需要反复检测血人绒毛膜促性腺激素？

人绒毛膜促性腺激素（hCG）是胎儿产生的激素，在受精后的第 6 天开始分泌，所以根据 hCG 的变化可以来测定女性是否怀孕，而它的数值能直接反映出胚胎的质量。正常妊娠早期血 hCG 快速增长，倍增时间为 1.7～2 天，尿与血中 hCG 水平接近，并有轻度的昼夜波动。多胎妊娠、葡萄胎、绒毛膜上皮癌、Rh 血型不合的患者血 hCG 的浓度均较正常妊娠女性高。通过检测

hCG，可以了解胚胎的发育情况，判断有无停育甚至流产可能。hCG 数值一般 48 小时左右翻 1 倍，如果数值翻倍不理想，需要考虑宫外孕或者胚胎发育不良等情况。

191 怀孕初期为什么需要反复检测血孕酮？

未怀孕时，孕酮主要是让月经来潮；怀孕后，孕酮是支持胎儿早期生长发育的重要激素，高浓度的孕酮对子宫的收缩起到镇静的作用，对胎儿的发育有十分重要的作用。一个正常妊娠的准妈妈，孕酮的水平通常在 15 ng/mL 以上，大部分孕妈妈孕酮的水平是在 25 ng/mL。如果孕酮水平低于 10 ng/mL，其妊娠结局多为异位妊娠或稽留流产。

192 怀孕初期血人绒毛膜促性腺激素和血孕酮联合检测的意义是什么？

如果在怀孕初期，人绒毛膜促性腺激素(hCG)数值不翻倍反而下降，孕酮也在降低，出现这种情况医生建议先保胎，如果采取保胎措施后仍然没有起色，有可能是胚胎本身有问题。hCG 和孕酮的协同作用，一方面让胚胎获得养分，一方面保证胚胎的安全，所以缺一不可。hCG 数值翻倍不佳，胚胎因为缺少养分，可能会造成发育迟缓甚至停育；孕酮不够，胚胎就会着床不稳，造成出血甚至流产。因此，怀孕初期需要反复检测血 hCG 和孕酮。

193 怀孕期间为什么有些肿瘤标志物高于实验室参考值?

孕期内,胎儿血液透过胎盘屏障和羊水透过胎膜-蜕膜屏障都能引起妊娠期母体血甲胎蛋白(AFP)升高。因此,母体 AFP 出现升高是孕期的一种正常的生理现象。若 AFP 没有升高,常常预示着胎儿发育不成熟以及胎盘的功能不良。例如,唐氏综合征。癌胚抗原 125(CA125)主要由蜕膜和羊膜细胞产生并分泌,在孕早期母体较高水平的 CA125 可能是由于胎盘的形成过程中滋养层侵入蜕膜层所致;在孕晚期,特别是产褥期,可能是因为胎盘从子宫剥离使得蜕膜中的 CA125 进入母体循环,使得母体血浆 CA125 水平升高。因此,怀孕期间 AFP、CA125、癌胚抗原 199(CA199)等肿瘤标志物的浓度升高与它们参与胎儿发育、分化和成熟相关的生物学功能密切有关。

194 准妈妈严重甲减对肚子里的宝宝有影响吗?

甲状腺激素是维持大脑发育和生长发育的所必需的激素,准妈妈先天性甲状腺功能低下可以影响新生儿的智力发育和生长发育等。先天性甲状腺功能减退的患儿主要筛查甲状腺素的含量是否正常,如果筛查后数值有问题,要去医院定期复查甲状腺功能。

 195 唐氏综合征是一种什么病？ 为什么要进行产前唐氏筛查检验？

唐氏综合征就是 21 - 三体综合征，又称为先天愚型或 Down 综合征，是最早被确定的染色体病，60%患儿在胎内早期即夭折流产，存活者有明显的智力落后、特殊面容、生长发育障碍和多发畸形。唐氏筛查是产前血清学筛查的俗称，通过简便、经济和无创伤的生化检测方法，筛查出具有较高风险患有先天性缺陷或遗传性疾病的胎儿，以便进一步确诊，有效减少异常患儿的出生。该项检查筛查出的异常不仅仅是唐氏综合征，还包括 18 - 三体综合征、开放性神经管缺陷等，而唐氏综合征是其中发病率最高、最为典型的出生缺陷疾病，所以将其作为代表。

196 为什么孕妇妊娠期容易出现血糖偏高？

孕妇妊娠期容易出现血糖偏高主要与以下因素有关：①激素分泌阻碍。孕妇的胎盘会分泌一些能够抵抗胰岛素产生的激素，胰岛素分泌减少，容易造成孕期血糖偏高。②饮食结构不合理。饮食结构也会造成孕妇血糖的偏高。孕期高糖和高脂食品的大量摄入，使胰岛素分泌增多，而当胰岛功能无法承受此压力，胰岛素分泌不能满足孕妇身体需求时，就会引起孕期血糖偏高。③体重超标。体重超标的孕妇胰岛素降血糖活力会严重降低，所以即使摄入相同的饮食量，也要比正常体重的孕妇需要更多的胰岛素，才能维持整个机体的血糖平衡。孕期胎盘又会分泌激素来抵抗胰岛素的分泌，导致肥胖孕妇出现孕期糖尿病的概率明显增加。④有糖尿病家族遗传史的孕妇可能携带诱发糖尿病的基因。如果平时生活饮食习惯不注意，潜藏的基因就会激发孕期血糖偏高，并有可能转化为显性糖尿病。

 TORCH 检测是什么？

TORCH 又称为优生优育 5 项，是 5 种致病因子首字母缩写：T 即刚地弓形虫（TOX），O 即其他病原微生物（Others），R 即风疹病毒（RV），C 即巨细胞病毒（CMV），H 即单纯疱疹病毒（HSV）。

198 备孕期和怀孕初期为什么需要检测 TORCH 项目？

孕妇感染了弓形虫、风疹病毒、巨细胞病毒、单纯疱疹病毒及其他病原微生物后大多无明显的临床表现或者症状轻微，但是可以通过胎盘、产道、母乳引起宫内感染或直接感染新生儿，导致流产、死胎或早产、出生缺陷等。一旦感染，胎儿很难幸存，即使幸存也极可能遗留中枢神经系统的损害，这是任何父母都不愿看到的。孕前进行 TORCH 检查，可以用来评估备孕女性的免疫力，了解其是否已感染过相关病原体。如果没有感染过，则怀孕后容易发生感染，需要提前做好预防措施(注射疫苗)，再选择合适的怀孕时机，避免出现孕期母胎感染的情况发生。

199 阴道分泌物为什么又称为白带？

阴道分泌物是女性生殖系统分泌的液体。主要由阴道黏膜、宫颈腺体、前庭大腺以及子宫内膜的分泌物混合而成。生理性阴道分泌物为乳白色，故人们俗称其为"白带"，正常白带呈稀糊状或者蛋清样，黏稠，无腥臭味。

200 为什么要做阴道分泌物常规检查？

阴道分泌物常规检查的目的是筛查各种阴道炎症。阴道炎是妇科一种常见且易发的疾病，病原微生物的侵入是引起女性阴道炎的主要原因，如果不及时发现并及时治疗，容易发生上行感染，引起更严重的妇科疾病，甚至对生育造成不良影响。阴道分泌物常规检验是临床及女性查体中，了解女性生殖系统健康状况的筛查手段之一，具有操作简便、快速、准确性高、检出率高等特点，对妇科阴道炎可做到早发现、早诊断及早治疗。

201 检测白带常规的注意事项有哪些？

（1）检查的前3天应避免阴道冲洗，因为冲洗常会把通过切片检查才能查到的癌细胞冲洗掉，从而影响检查结果。检查前一天可用清水适当清洗一下外阴。

（2）选择合适的检查时间，避开月经期。一般来说，做妇科检查的较佳时间是在月经干净3天以后。

（3）检查前避免使用针时阴道的有关药物，因这类药物可能覆盖切片样本里的异常细胞，从而影响检查结果。

（4）妇科检查前一天应避免房事。因为阴道内如果有残存的精液，就会混合在抽取的切片样本之中，因而覆盖不正常的细胞。

（5）检查前几天，应注意饮食，不要吃过多油腻、不易消化的食物，不饮酒，不要吃对肝、肾功能有损害的药物。

202 白带常规的管子为什么要用手捂着送检？

白带常规即阴道分泌物检查，主要内容包括阴道清洁度、病原体检查，对女性健康诊疗提供依据。据相关临床专业人士发起的《阴道分泌物标本采集及处理专家共识》中提到"当临床怀疑毛滴虫感染，转运中应注意保温，实验室接到标本后应立即检验，避免因滴虫冻死而漏检。"其实阴道毛滴虫对不同的环境适应力很强,能在 25~42℃条件下生长繁殖,3~5℃的低温可生存 21 天,脱离人体后在半干燥的条件下也可生存数小时。但其在低温环境下活动度降低甚至不活动。因形状在静止状态下与阴道上皮细胞极其相似。所以检查白带常规时为了提高检出率,医生会建议患者用手捂着试管保温,以便实验室医生能够准确地在镜下检出滴虫。

203 我得了阴道毛滴虫病,为什么伴侣也要检查?

阴道毛滴虫病的病原微生物是阴道毛滴虫,其不仅可以寄生在女性阴道引起阴道炎症,还可以寄生于泌尿道引起尿道炎。女性患者可通过无避孕套性交将阴道毛滴虫传播给男性伴侣,而使男性伴侣罹患滴虫性尿道炎;反之亦然,滴虫性尿道炎的男患者,也可将阴道毛滴虫传播给正常的女性伴侣,可使其发生阴道毛滴虫性阴道炎。这种相互传染的方式称为"乒乓感染"。因此,夫妻一方患有滴虫性泌尿生殖系统炎症时,需要双方同时服药治疗,避免相互感染,导致无法治愈的窘境。

204 为什么性激素需要特定时间检测?

性激素检测要求特定时间完成,如果在非医嘱时间抽血,那就是白抽了。关于性激素检测的时间,不同疾病、不同检测目的的抽血时间是不同的。①查卵巢基础功能:从来月经第 1 天算起,第 2~4 天抽血查性激素。②查黄体功能(判断是否排卵):须在来月经的 21~23 天(以月经周期为 28 天计算)或排卵后 5~7 天抽血查性激素,有时还需要在排卵期(下次月经 14 天左右或者 B 超监测到大卵泡后)抽一次血,明确卵巢发育情况,是即将排卵还是已经排卵。③闭经或月经紊乱:本来就不来月经或者月经周期很乱,可以选择任一时间抽血,最好同时行 B 超检查。④痤疮或者多毛:月经第 2~4 天抽血,如果只查雄激素,可以在任一时间抽血。

另外,需要注意:抽血之前 1 月内不能应用激素类药物;有时一次结果不能说明问题,还需要复查;早晨空腹或不要吃得过饱,到医院平静后再采血,这是为了避免泌乳素结果出现的误差。

205 为什么检测性激素六项后还要同时检测抗米勒管激素?

因为性激素六项受月经周期影响很大,要想知道检测结果是否异常,首先要确定月经周期,再对应参考范围来进行判断。但是,部分女性月经不规律,难以推测其处于卵泡期,还是黄体期,这无疑会影响诊断。还有一些粗心的患者,记错了自己的月经周期,这可能就会大大影响结果。相较于传统检查,抗米勒管激素(AMH)检测结果稳定,不受月经周期影响,波动不明显、误差不大,可以准确代表卵巢的储备功能。此外,随着年龄增加,月经周期中 AMH 水平的波动范围更低,因而很适合用来作为长期指标,所以才会优先选择 AMH 作为卵巢功能评估的标准。

206 人乳头瘤病毒检测的意义是什么?

研究发现,女性人乳头瘤病毒(HPV)感染阳性率增高与宫颈癌发病率增高有关。我国目前每年宫颈癌的发病率以 10% 的速度递增,大量的宫颈癌夺取了年轻女性的健康和生命。不洁性生活导致 HPV 感染增多。HPV 病毒传播途径包括直接性接触,但性传播不是唯一方式,当机体免疫力低下的时候,也可以通过其他传播途径感染。宫颈糜烂患者反复治疗不愈,也可考虑做 HPV 检测,判断是否是 HPV 病毒感染引起的炎症。此外,HPV 检测还具有更多重要的临床意义:①与细胞学检查联合使用进行宫颈癌的初筛,有效减少细胞学检查的假阴性结果。②可以根据 HPV 感染病毒基因型预测受检者患宫颈癌的风险。③对未明确诊断意义的不典型鳞状上皮细胞或腺上皮细胞,应用 HPV 检测可进行有效的分流。④对于宫颈高度病变手术治疗后的患者,HPV 检测可作为其疗效判断和随访检测的手段,预测其病变恶化或术后复发的风险。

207 人乳头瘤病毒阳性,性伴侣需要检测吗?

人乳头瘤病毒(HPV)感染在人群中十分普遍,约 80% 的女性一生中的某个阶段都可能感染 HPV。目前还没有对男性进行大规模的研究，有文献表明，女性患 HPV 感染，在他们的配偶中，可以查到的 HPV 阳性率只有 16%。原因有三：①HPV 适合湿润的环境，男性生殖器周围比较干燥，即使有 HPV 感染，病毒的量也比较少；②男性生殖器周围，比如冠状沟、尿道口周围取样比较困难，如果测量方法不够灵敏，可能测不到病毒；③男性肛周、阴茎等生殖器湿疣多见，多性伴男性，配偶多有 HPV 感染，提示男性可能是病毒携带者。虽然男性生殖道采集样本检测 HPV 比较困难，但是条件允许的话，HPV 阳性者的性伴侣还是要检测 HPV 的。

"肺痨"可以做哪些检验？

"肺痨"也就是肺结核，它是由结核杆菌引起的慢性传染病，可累及全身多个脏器，但以肺结核最为常见。人体感染结核杆菌后不一定发病，仅于抵抗力低时才发病，常有低热、乏力等全身症状和咳嗽、咯血等呼吸系统表现。目前肺结核仍是一个重要的公共卫生问题，是我国十大死亡病因之一。实验室病原生物学检查是诊断疾病的重要手段，包括直接镜检法、分离培养法、分子生物学检测和药物敏感试验等。

为什么甲状腺激素水平测定对诊断甲状腺疾病至关重要?

甲状腺是人体最大的内分泌腺体,由甲状腺滤泡、滤泡旁细胞及间质组成。甲状腺滤泡是甲状腺的功能单位,负责合成、储存和释放甲状腺激素。甲状腺激素具有重要的生理作用,参与人体的生长、发育和糖、蛋白质、脂肪的代谢调节,对神经系统、内分泌系统、心血管系统以及生殖功能也有相当的影响。甲状腺激素的分泌受下丘脑-垂体的调控,同时甲状腺激素又可对下丘脑-垂体进行反馈调节,从而维持各种甲状腺激素水平的稳态。实验室检测有助于诊断甲状腺疾病或甲状腺功能障碍,常用的实验室检测项目包括甲状腺素(T_4)、游离甲状腺素(FT_4)、三碘甲状腺原氨酸(T_3)、游离三碘甲状腺原氨酸(FT_3)、甲状腺球蛋白和抗甲状腺自身抗体等。

210 **甲状腺功能中的三碘甲状腺原氨酸（T_3）偏高，是不是得了甲亢?**

甲状腺激素是反映甲状腺功能状态的重要指标,它包括甲状腺素(T_4)和三碘甲状腺原氨酸(T_3)。T_3 和 T_4 的测定结果受血清甲状腺结合蛋白(TBG)的影响,TBG 升高时,如在妊娠、雌激素治疗、服避孕药等情况下,T_3、T_4 也会升高。真正能代表甲状腺功能状态的是游离 T_4(FT4)、游离 T_3(FT$_3$)和促甲状腺激素(TSH),其中 TSH 是反映甲状腺功能最敏感的指标。T_3 升高时,需要结合其他指标如 T_4、FT$_3$、FT$_4$、TSH 一起分析,同时也可检测 TSH 受体抗体(TRAb),用于进一步诊断是否患 Graves 病。如果 T_3 增高,且 T_4、FT$_4$ 增高,TSH 减低,可能考虑甲状腺功能亢进,常有甲状腺肿大、高代谢的症状。T_3 轻微升高,而其余指标数值在正常范围,且没有明显的症状,通常是正常的,不需要治疗,只需定期监测甲状腺功能。

211 甲状腺功能中的甲状腺素(T_4)偏低,是不是得了甲减?

甲状腺激素是反映甲状腺功能状态的重要指标,包括甲状腺素(T_4)和三碘甲状腺原氨酸(T_3)。T_3 和 T_4 的测定结果受血清甲状腺结合蛋白(TBG)的影响,TBG 降低时,如雄激素及强的松治疗、肾病综合征、肝硬化等情况下,T_3、T_4 也会降低。真正能代表甲状腺功能状态的是游离 T_4(FT$_4$)、游离 T_3(FT$_3$)和促甲状腺激素(TSH),其中 TSH 是反映甲状腺功能最敏感的指标。T_4 降低可见于甲状腺功能减退,也可见于甲状腺功能正常或病态综合征的恢复期,当机体处于系统疾病和严重性疾病发病时会出现低 T_4 综合征。甲减时,FT$_4$ 最早出现降低,故 FT$_4$ 对早期甲减的诊断更加敏感。确诊甲减应结合 T_3、T_4、FT$_3$、FT$_4$ 和 TSH 的指标,并且排除其他原发疾病,也可检测甲状腺自身抗体包括甲状腺过氧化物酶抗体(TPOAb)及甲状腺球蛋白抗体(TGAb)来明确甲减的病因。

212 抗过氧化物酶抗体和甲状腺球蛋白抗体都偏高，是否要进行治疗？

当抗过氧化物酶和甲状腺球蛋白抗体升高,而甲状腺功能正常时,往往提示自身免疫性甲状腺炎,其中最常见的就是桥本甲状腺炎。本病尚无针对病因的治疗措施,临床上以限制碘摄入为主要措施,尽量不食用海带、紫菜、裙带菜,少食海鲜。只有当出现亚临床甲减(血清 TSH≥10 uIU/mL,或者<10 uIU/mL 并有甲减症状、备孕怀孕的妇女、合并高血脂、甲状腺抗体阳性)和临床甲减(血清 TSH 增高,TT_4、FT_4 减低)时,给予左甲状腺素替代治疗。当然也要在医生指导下定期行甲状腺 B 超检查。

213 甲状腺功能亢进患者除了要化验甲状腺功能，为何还要行肝功能、血常规等检测？

抗甲状腺药物治疗是目前甲亢的基础治疗,但是抗甲状腺药物有多种副作用,包括粒细胞缺乏症、皮疹、中毒性肝病、血管炎等。用药前应常规评估肝肾功能,当中性粒细胞<$1.5×10^9$/L

或者白细胞$<3.0\times10^9$/L时应当停药，所以要定期监测血常规。使用抗甲状腺药物后患者会出现肝损伤，所以治疗前后需要定期监测肝功能。

214 检测甲状腺功能之前能否服药？

据文献报道影响甲状腺功能的药物除了治疗甲状腺疾病的药物外，主要常见于雌激素、糖皮质激素、抗癫痫药物、利福平、非甾体抗炎药、呋塞米、肝素、干扰素等药物。我们在检测甲状腺功能之前，针对是否吃药治疗，需要视药物种类，化验目的而定。

（1）治疗甲状腺药物：①通过药物治疗，病情缓解或痊愈，为观察预后情况时不需要吃药。②在治疗疗程中为调整药物剂量评估药物治疗效果时，需要吃药。

（2）非治疗甲状腺药物：①在确定药物不对甲状腺功能检测有影响时，可吃药检查。②如果药物对甲状腺有副作用或影响功能检测时，建议不吃药检查。

215 什么是糖尿病？ 常用的检验项目有哪些？

糖尿病是一种以慢性高血糖为特征的代谢性疾病，是由于胰岛素分泌和（或）利用缺陷引起。由于长期碳水化合物以及脂肪、蛋白质代谢紊乱导致了多系统损害，可引起眼、肾、神经、心脏、血管等组织器官慢性进行性病变、功能减退及衰竭。病情严重或应激时可致急性严重代谢紊乱,如糖尿病酮症酸中毒、高渗高血糖状态等。诊断糖尿病常用的检验项目:①糖代谢检测。静脉血糖测定、糖化血红蛋白测定、果糖胺测定、糖化白蛋白测定、口服葡萄糖耐量试验等。②胰岛β细胞功能检查。C肽释放试验、胰岛素释放试验等。③糖尿病并发症筛查。尿蛋白/肌酐比值等。④糖尿病相关自身抗体检查。谷氨酸脱羧酶抗体(GADA)、胰岛细胞抗体(ICA)、人胰岛细胞抗原2抗体(IA-2Ab)、锌转运体8抗体(ZnT8A)。

216 血糖偏高就是得了糖尿病吗?

在某些生理情况下,如情绪激动导致交感神经系统兴奋,促使肾上腺素等分泌增加,使血糖浓度升高,一次性摄取大量糖,血糖也会急剧升高,这两种属于暂时性高血糖,为生理性高血糖。某些药物、疾病和一些手术后也会引起暂时性血糖升高。一次的血糖升高不能作为完整的判断,多次复查血糖,才能明确糖尿病的诊断。因此,血糖升高不一定代表患有糖尿病,但是糖尿病一定伴随着高血糖的症状。高血糖还和遗传因素、环境因素有关。因此,只要我们做到饮食规律、清淡饮食,少抽烟喝酒,合理运动,就可以调节高血糖。高血糖虽然不一定是疾病的表现,但也不容小觑。一旦发现高血糖应该及时去医院进行系统的治疗。

217 手指血糖和静脉血糖一样吗？

手指血糖和静脉血糖不仅采血的部位不同,其检测方式也不一样。手指血糖指末梢毛细血管全血葡萄糖,其检测方法一般用床旁检测（POCT）血糖仪检测；静脉血糖指采用非抗凝或抗凝保存的静脉血清或血浆葡萄糖,一般在生化仪上检测。血糖测定结果与标本性质有关:一般在空腹时会出现手指血糖值低于静脉血糖值,进食后手指血糖值比静脉血糖值相对高些。

218 空腹血糖与餐后血糖有什么区别？

空腹血糖和餐后血糖都是诊断糖尿病的测定项目,空腹血糖主要反应自身的胰岛素分泌功能。餐后 2 小时血糖能较好地反映葡萄糖耐受和服药是不是合适,餐后 2 小时血糖也可用于糖尿病控制水平的监测。空腹血糖高说明胰岛素分泌能力低,餐后血糖升高体现的是葡萄糖耐受下降。

219 为什么有时餐后血糖比餐前血糖还要低？

糖尿病患者血糖升高,特别是进食后往往出现明显血糖增高。但有些患者在监测血糖时发现餐后 2 小时血糖比餐前血糖还低,这是为什么呢？造成这种现象的原因可能有以下三方面:

①2 型糖尿病患者可出现胰岛素分泌过多（高胰岛素血症）和高峰延迟，胰岛素维持在较高浓度而不能回复到基线水平，因而在餐后出现血糖较低现象，甚至低血糖。②饮食不足和餐后运动强度过大，也可能出现餐后血糖较低，甚至发生低血糖反应。③降糖药物剂量过大，与饮食不匹配，或同时应用增强降糖药物降血糖作用的其他药物，也可能导致餐后血糖明显降低。

220 空腹抽血可以服用糖尿病治疗药物吗？

空腹抽血是否可以服用糖尿病治疗药物取决于抽血化验的具体目的，各类糖尿病治疗药物都有一定的药物毒副作用。当糖尿病治疗药物说明书明确对检验项目有影响时应停用此降糖药物再去抽血。如果是检测服药状态下的血糖及胰岛功能情况，建议服药以后再去医院抽血。总之，不同的抽血检查目的会有不同的要求，要听从医嘱，以免耽误疾病诊断及评估。

221 为什么医院的血糖仪和家里的血糖仪验出来血糖结果不一样？

医院血糖仪测的结果和在家测的不一样，产生此结果可能有多种原因：①不在同一时间测的血糖，无可比性，建议自测血糖或对比数据时，尽量在同一时间。②受失眠、情绪波动等影响，建议测血糖之前尽量保持情绪稳定。③采血前因运动产生能量消耗，建议测空腹血糖前不宜晨练,也不宜长时间走路去医院。④试纸存放不当或过期,建议血糖试纸置于干燥、阴凉、避光处密闭保存,并在有效期内使用。⑤消毒剂选用不当,建议使用75%酒精消毒,且要等酒精干透后再测试,以免酒精稀释血液。⑥采血量过多过少都可能会影响检测结果。⑦设备测试前没调码,建议按仪器说明书正确操作。⑧不同仪器品牌、不同方法学检测的结果会存在差异。

222 自己在家中自测血糖有哪些注意事项?

使用自家血糖仪检测血糖时,应注意以下几方面:①应认真阅读使用说明书,注意各种提示和信号,注意电池是否有足够的电量。②选用与自己血糖仪相匹配的试纸条,最好使用原厂家配套生产的试纸条。应注意试纸条的有效期,不要使用过期的试纸条,不要用手触摸试纸条表面,不要让试纸条受潮。③刺血前一定要做好指尖皮肤消毒,待酒精挥发后再进行针刺采血。听到血糖仪发出的声音或提示的秒数时,从指尖挤出一大滴血液滴于试纸上。④血糖试纸条应盖紧,放在室温条件下保存,注意防止潮湿和避光,不要存于冰箱内。⑤血糖仪在下述情况时应校准:第一次使用时,每次使用新的一瓶试纸时,怀疑仪器或试纸出现问题时。

223 血糖已经偏高，为什么还要让患者喝糖水？

喝糖水是为了做口服葡萄糖耐量试验，这是一种葡萄糖负荷试验，反映的是机体对血葡萄糖水平的调节能力。在血糖升高但未达到糖尿病诊断标准即空腹血糖≥6.1 mmol/L 且＜7.0 mmol/L，餐后或随机血糖≥7.8 mmol/L 且＜11.0 mmol/L，需进行口服葡萄糖耐量试验以明确是否为糖尿病。喝完葡萄糖后，血糖会短时升高，但并非呈持续状态，也不会因此诱发糖尿病，在做试验时不必有此顾虑。口服葡萄糖耐量实验空腹血糖≥7.0 mmol/L 或者 2 小时血糖≥11.1 mmol/L 可诊断糖尿病。

224 检测糖耐量试验有什么饮食要求？

糖耐量试验，也称葡萄糖耐量试验，是一种葡萄糖负荷试验，用以了解胰岛 β 细胞功能和机体对血糖的调节能力，是发现隐匿性糖尿病的试验。由于该试验需口服葡萄糖，当患者已确诊为糖尿病时不宜做此项试验，仅对血糖高于正常值而又未达到诊断糖尿病标准时才做此项检测。理论上，100 克（2 两）面粉制成的馒头，含糖量相当于 75 克无水葡萄糖，但实际馒头重量会存在误差，可能会影响实验结果，所以目前建议在现场口服 75 克无水葡萄糖，并按要求及时抽血检测，这样才能保证结果的准确性。不建议用"馒头餐"和正常饮食代替 75 克无水葡萄糖。

225 空腹血糖偏高，为什么要加测糖化血红蛋白？

空腹时测的血糖反映瞬时血糖水平，在急性感染、创伤或其他应激情况下可出现暂时性血糖升高，如果在应激情况下，不能以此血糖值诊断糖尿病，须在应激消除后复查，再确定糖代谢状态。糖化血红蛋白能够反映患者近8～12周的平均血糖水平，在上述情况下检测糖化血红蛋白有助于鉴别应激性高血糖和糖尿病，也有助于了解患者近8～12周的血糖水平。糖化血红蛋白≥6.5%是糖尿病的诊断依据之一。

226 糖尿病患者自查血糖一直正常，为什么还要定期查糖化血红蛋白？

经常有糖尿病患者认为：自查血糖一直挺正常的，那就说明自己血糖控制得很好，没必要定期查糖化血红蛋白。其实这种认知不够全面科学。血糖监测的方法包括静脉血糖、手指血糖、糖化血红蛋白，还有24小时持续血糖监测等。静脉和手指血糖是测定某一时间点的血糖水平，而血糖会因为饮食、运动、情绪等因素影响而发生波动和变化，故某一个时间点的血糖不能够全面反映一段时间内血糖总体的控制情况。而糖化血红蛋白可以有效衡量糖尿病患者最近2～3个月内血糖控制的好坏。因此，糖尿病患者定期检测糖化血红蛋白,结合空腹血糖水平能综合评估血糖是否得到有效控制,帮助临床医生更加合理诊治患者。

227 同时检测糖化白蛋白和糖化血红蛋白是不是重复了?

糖化血红蛋白是红细胞中的血红蛋白和糖类结合的产物,其由过去的而非即时的血糖浓度决定的,与检测前是否空腹、注射胰岛素、服用降糖药物等因素无关。糖化血红蛋白是糖尿病诊断标准之一,反映既往 2~3 个月平均血糖水平的指标,能够评估长期血糖控制状况。然而,影响糖化血红蛋白检测结果的因素也比较多,包括影响红细胞寿命的疾病、部分药物、种族差异、高甘油三酯血症、高胆红素血症、慢性肝病、性腺功能低下、妊娠、血液环境因素、血红蛋白变异体等。相比之下,糖化白蛋白是检测血液中糖化的白蛋白,其不受进食、胆红素、尿酸、肌酐、铁缺乏、血红蛋白及维生素 C 等指标的干扰,尤其是排除了肝肾疾病、溶血性疾病和蛋白质结构异常对结果的影响,具有稳定性好、变异性小、准确率高的特点。糖化白蛋白的检测有助于了解检测前 2~4 周短期内血糖控制情况,其不仅是监测血糖变化的指标,也是临床鉴别应激性高血糖的重要参数,是糖化血红蛋白检测的有效补充。因此,同时检测两者并不重复。

228 家中自测血糖升高，来院就诊为何要做一系列检查?

除了测血糖,其他项目也对糖尿病的诊断和治疗也具有重要的作用。糖尿病属于代谢性疾病,血糖高的患者常常伴有脂代谢紊乱、电解质紊乱、血尿酸升高。血脂高和尿酸高都会加重糖尿病的并发症,尤其是心脑血管并发症的发生和发展,因此对于初诊患者需要评估身体的代谢指标。尿酮体则有助于早期发现糖尿病酮症,及时发现酮症酸中毒。酮症酸中毒是糖尿病急性并发症之一,很危急且易漏诊。尿常规中的尿蛋白、尿蛋白/肌酐比值和肾功能对于肾病的诊断有着积极意义。胰岛功能检测有助于明确糖尿病的临床分型用以指导治疗。不管是口服降糖药或是胰岛素治疗,都有明确的药物使用的禁忌证和不良反应,所以需要通过检查排除药物的禁忌证,如肝肾功能不全、贫血等,这样才能够更好地制订合适的个体化降糖方案,帮助初诊糖尿病的患者短期内达到控制血糖的目的。

229 血糖正常患者为什么也可出现尿糖?

血糖正常性糖尿又称肾性糖尿,是因肾小管对滤过液中葡萄糖重吸收能力减低,肾糖阈减低所致的糖尿。血糖正常性糖尿常见原因有以下几个方面:①家族性糖尿病,其原因为先天性近曲小管重吸收功能缺失,检验结果会出现空腹血糖、糖耐量试验正常,尿糖阳性。②新生儿尿糖,其原因是肾小管对葡萄糖重吸收功能不完善,检验结果为尿糖阳性。③妊娠期或哺乳期妇女,其原因是细胞外液容量增高,肾滤过率增高而近曲小管重吸收能力受抑制,肾糖阈下降,检验结果为尿糖阳性。

230 尿糖阳性就是得了糖尿病吗?

尿糖阳性不一定就代表得了糖尿病,很多生理和病理情况均可引起尿糖变化。生理性尿糖一般是暂时的一过性糖尿。其原因如下:①短时间内摄入大量糖类,引起血糖浓度增高,从而导致尿糖阳性。②应激性尿糖。在脑血管意外、情绪激动、剧烈运动等情况下,中枢受到刺激导致内分泌异常,出现暂时性糖尿。③妊娠中后期发生的一过性尿糖阳性。

病理性糖尿可以分为真性糖尿、肾性糖尿和其他糖尿。真性尿糖是由于胰岛素分泌量相对或绝对不足使体内各组织对葡萄糖的利用率降低所致;肾性糖尿是因肾小管对葡萄糖重吸收能力减低,肾糖阈减低所致的糖尿;其他尿糖见于内分泌疾病导致血糖升高而出现尿糖阳性。所以说尿糖阳性不一定是得了糖尿病。

231 什么是血型? 什么是血型系统?

狭义地讲,血型由不同个体在红细胞膜上表现出不同的抗原所决定的。随着研究发现，除红细胞外，在白细胞、血小板乃至某些血浆蛋白中，个体之间也存在着抗原差异。因此，广义的血型应包括血液各成分的抗原在个体间出现的差异。血型系统是根据红细胞膜上同种异型抗原关系进行分类的组合，比如人类第一大血型系统就是 ABO 血型系统，第二大血型系统则是有着"熊猫血"之称的 Rh 血型系统。迄今为止已发现 40 余种血型系统。每一个血型系统都是独立遗传的，控制一个血型系统的遗传基因大多是在同一条染色体上。通常人们对血型的了解往往仅局限于 ABO 血型以及输血问题等方面，实际上，血型在人类学、遗传学、法医学、临床医学等学科都有着广泛的实用价值。

232 什么是 ABO 血型？ 我的血型报告单上有"阳性（＋）"，说明生病了吗？

ABO 血型系统人类发现的第一个血型系统。根据红细胞表面有无特异性抗原 A 和 B 可以把血液分为 A、B、AB、O 四型。红细胞上只有 A 抗原的为 A 型血，其血清中有抗 B 抗体；红细胞上只有 B 抗原的为 B 型血，其血清中有抗 A 抗体；红细胞上 A、B 两种抗原都有的为 AB 型血，其血清中无抗 A、抗 B 抗体；红细胞上 A、B 两种抗原皆无者为 O 型，其血清中抗 A、抗 B 抗体皆有。具有抗原 A 的红细胞可被抗 A 抗体凝集，抗 B 抗体可使含抗原 B 的红细胞发生凝集。输血时若血型不合会使输入的红细胞发生凝集，引起血管阻塞和血管内大量溶血，造成严重后果。血型报告单上的"阴性"与"阳性"说明受检对象红细胞膜上的抗原是否表达，与是否罹患疾病并无关系。

233 妈妈是 O 型血，为什么还要查爸爸血型，医生在担心什么？

当孕妇的血型为 O 型、丈夫的血型为 AB 型时，则发生母婴血型不合的可能为 100%；如果丈夫的血型为 A 型或 B 型，发生母婴血型不合的概率为 25%。母婴血型不合是孕妇和胎儿之间因血型不适合而产生的同族血型免疫性疾病。ABO 血型不合主要发生于母亲是 O 型血，胎儿是 A 型或 B 型血时。因此，医生担心出现母婴血型不合而进行相应检查。

234 爸爸是 A 型血，妈妈是 B 型血，我为什么是 O 型血呢？

人类的体细胞中共有 23 对染色体，每对染色体分别由两条单染色体组成，其中一条来自父亲，另一条来自母亲。人的 ABO 血型受控于 A、B、O 三个基因，每个人体细胞内的第 9 对染色体上只有一对 ABO 系统基因，其中 A 基因和 B 基因为显性基因，O 基因为隐性基因，共有 AO 基因（A 型血）、AA 基因（A 型血）、BO 基因（B 型血）、BB 基因（B 型血）、AB 基因（AB 型血）、OO 基因（O 型血）六对组合情况。子女的这对血型基因是由父母双

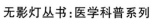

方各提供一个血型基因组合而成,因此如果是 AO 基因(A 型血)的父亲和 BO 基因(B 型血)的母亲,就有可能生出 AB 基因(AB 型血),AO 基因(A 型血),BO 基因(B 型血)和 OO 基因(O 型血)四种情况的子女。

235 什么是熊猫血?

熊猫血是 Rh 阴性血型的俗称。Rh 是恒河猴(Rhesus Macacus)外文名称的头两个字母,人类红细胞血型由多达四十多种的血型系统组成,ABO 和 Rh 血型是与人类输血关系最为密切的两个血型系统。当一个人的红细胞上存在一种 D 血型物质(抗原)时,则称为 Rh 阳性,用 Rh(+)表示;当缺乏 D 抗原时即为 Rh 阴性,用 Rh(-)表示。Rh(-)的分布因种族不同而差异很大,在白种人中的比例较高,约 15%。Rh 阴性血比较罕见,是非常稀有的血液种类,所以又称为"熊猫血",其中 AB 型 Rh 阴性血更加罕见。

236 Rh 阴性血型的准妈妈生育时需要注意什么?

"熊猫血"的准妈妈怀孕,可能会面临一些风险或问题。①易发生胎儿宫内溶血。如果准妈妈为 Rh 阴性血型(丈夫为 Rh 阳性血型),怀的宝宝为 Rh 阳性血型,就可能会让准妈妈体内产生针对 Rh 阳性胎儿血型抗原的特异性抗体,如果第二胎仍是 Rh 阳性血型的话,就有可能发生胎儿宫内溶血。除了分娩过程,Rh 阴性准妈妈如在孕期有羊膜腔穿刺、绒毛膜活检、妊娠期出血、臀位外倒转术、妊娠期腹部的冲击伤等情况,胎儿血液也有可能进入母体体内,导致母体内产生抗体。②血源稀少导致的抢救困难。如果准妈妈在分娩时发生大出血,因为"熊猫血"血型比较稀少,很难拿到血源进行输血抢救,因此,需要事先做好备血预案。

237　Rh 阴性血型的准妈妈可以正常备孕二胎吗?

　　Rh 阴性血型的准妈妈可以备孕二胎。但通常情况下,建议 Rh 阴性准妈妈在第一次妊娠结束后的 24 小时内,注射 Rh(D) 免疫球蛋白,来减少母体内抗体的产生,以降低第二次妊娠时,发生胎儿宫内溶血的风险。对于 Rh 阴性血型的准妈妈来说,怀二胎的确存在一些风险,因此,在孕期需要进行严密的产前监测,包括血 Rh 抗体检查、超声检查等。对于出现严重溶血的胎儿,必要时可通过专业的宫内治疗手段进行治疗,如宫内输血等。这里所说的第一次妊娠,不仅指足月分娩,也包括怀孕期间的自然流产、人工流产、宫外孕等。由于 Rh 阴性血型比较稀有,对于"熊猫血"准妈妈群体来说,在怀孕时一定要注意在医生的指导下评估溶血风险,筛查有无抗 D 抗体。必要时可在孕期及产后应用 Rh(D) 免疫球蛋白,来防止准妈妈 Rh 抗体的产生,预防新生儿溶血。

238 献血对身体有害吗？ 一般献多少？ 在哪里可以献血？

一个健康人的总血量约占体重的 8%，为 4 000～5 000 mL。平时 80% 的血液在心脏和血管里循环流动着，维持着正常的生理功能；20% 的血液储存在肝、脾等脏器内，当失血或剧烈运动时，这些血液就会进入血液循环系统。正常来说一个人一次献血200～400 mL 是不会对身体产生影响的。每个城市根据行政区划都设有血液中心、中心血站和中心血库，在这些地方都可以献血。为了方便市民献血，血站还会设置多个固定采血点(室)或流动采血车。

239 O 型血是万能献血者，AB 型血是万能受血者，这种说法对吗？

由于 O 型血的红细胞膜上既没有 A 抗原也没有 B 抗原，所以 O 型血的红细胞在所有血清中都不会发生凝集，因此 O 型血献血者也称为"万能献血者"。相应的，AB 型血的红细胞膜上同时具有 A 抗原和 B 抗原，而 AB 型血受血者的血清内不存在抗 A 和抗 B 抗体，因此无论是膜上既没有 A 抗原也没有 B 抗原的 O 型血红细胞，还是膜上只有 A 抗原或 B 抗原的 A 型血或 B 型血红细胞，以及 AB 型血红细胞，它们均可以进入 AB 型血的血清中，所以 AB 型血受血者也称为"万能受血者"。但是，血型系统复杂多样，不只有 ABO 血型系统，还存在 40 余种不同的血型系统，由于这些抗原和抗体的复杂性，真正意义上的"万能献血者"和"万能受血者"很有可能并不存在。

240 Rh 弱阳性的人群怎么献血，又怎么受血？

Rh 血型系统包括 D、C、c、E、e 抗原。临床上凡带 D 抗原者称为 Rh 阳性，不带 D 抗原者称为 Rh 阴性。Rh 阴性属稀有血型，Rh 弱阳性血型则是更为罕见的血型，这种血型的红细胞表面也存在 D 抗原，但表达强度很弱，常规血型分辨试剂和实验方法往往难于发现。由于 Rh 弱阳性血型患者红细胞表面依然存在 D 抗原因而作为献血者时，只能算作 Rh 阳性血，不能给 Rh 阴性患者使用，否则可能发生输血反应；但这种 D 抗原存在一定的变异性，当其作为受血者需输注血液时，只能接受 Rh 阴性血，若输入了 Rh 阳性血，很可能产生抗体，引起溶血性输血反应，因而输血时只能输入红细胞表面不存在 D 抗原的 Rh 阴性血。

241 检查有无幽门螺杆菌感染的方法有哪些？

（1）侵入式检测：快速尿素酶试验、组织学检测、HP 培养、PCR 检测。

（2）非侵入式检测：13C 尿素呼气试验、14C 尿素呼气试验、

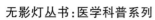

15N 尿氨排出试验、粪便幽门螺杆菌抗原检测、血清幽门螺杆菌抗体检测。

幽门螺杆菌呼气结果是阴性，为什么抽血化验幽门螺杆菌是阳性？

检验血幽门螺杆菌(HP)多是指血中的 HP 抗体(HP‑Ab)。HP‑Ab IgG 抗体阳性提示机体感染过 HP，但不一定代表现在胃内还有 HP 感染，因为即使 HP 被根除，该抗体还可以在体内保留很长时间。而 HP 呼气试验阳性则提示患者目前胃内有 HP 感染；如果结果阴性，而且在进行呼气试验检查前的一个月内，没有服用过抗生素、铋剂(如果胶铋等)和抑酸剂(如奥美拉唑和法莫替丁等)，则提示目前胃内没有被 HP 感染。

幽门螺杆菌呼气试验阳性，会传染给家人吗？

幽门螺杆菌阳性会传染给家人。

幽门螺杆菌是目前在胃内检测到的具有致病性的细菌，可以引起胃炎、消化性溃疡、胃癌和胃黏膜相关淋巴组织淋巴瘤。其广泛存在于感染者的唾液、牙菌斑中。接触感染者的唾液、食用受幽门螺杆菌污染的食物均可造成传染，比如共用餐具。如果发现自己有感染，家人的感染机会也会增加。一旦证实家人也有幽门螺杆菌感染，必要时可以同时治疗。

244 **大人有幽门螺杆菌感染，孩子需要一起检查吗？**

一般情况下，如果 14 岁以下的小孩无任何临床症状，是不需要常规做幽门螺杆菌（HP）检测的，除非出现以下情况时才对小朋友进行检测：①患有消化性溃疡。②患有胃黏膜相关淋巴组织淋巴瘤。③有慢性胃炎。④一级亲属中有胃癌病史的患儿。⑤不明原因的难治性缺铁性贫血。⑥计划长期服用非甾体消炎药（包括低剂量阿司匹林）。儿童不必因为家长感染了 HP 或者单纯"想知道自己小孩有没有 HP，图个安心"的原因去检查 HP，除非有严重胃病，如消化性溃疡、胃黏膜相关淋巴组织淋巴瘤等，否则即使是 HP 阳性的儿童也没有必要做根除治疗。

 245 **什么是乙肝两对半？**

我国是乙肝大国，传统的乙型肝炎病毒标志物检测常为五项联合检测，俗称"乙肝两对半"，即：①HBsAg（乙肝表面抗原）。②抗-HBs（乙肝表面抗体）。③HBeAg（乙肝 e 抗原）。④抗-HBe（乙肝 e 抗体）。⑤抗-HBc（乙肝核心抗体）。传统检测多选择乙肝两对半项目进行辅助诊断。以上指标检测结果阴性多用"（－）"表示，阳性用"（＋）"表示，不同组合代表不同的临床意义，医生常用乙肝两对半检测结果来判断乙肝病毒的感染现状和转移发展情况。例如，如果乙肝表面抗原（HBsAg）为阳性，其余四项为阴性，说明是急性乙肝病毒感染的潜伏期；如果乙肝表面抗原（HBsAg）、e抗原（HBeAg）呈阳性，其余三项呈阴性，说明是急性乙肝的早期；如果乙肝表面抗原（HBsAg）、核心抗体（抗-HBc）呈阳性，其余三项呈阴性，则说明曾感染过乙肝病毒，目前正处于恢复期。

246 乙肝表面抗原阳性，是不是得了乙型肝炎？

乙肝表面抗原（HbsAb）阳性是判断乙肝病毒感染的标志。当我们检测到乙肝表面抗原阳性时可分为以下几种情况：①乙肝潜伏期。②乙肝病毒携带者。③慢性乙肝患者。

很多人认为：身上携带乙肝病毒就一定是患上了乙肝？其实这是错误的！感染乙肝病毒（HbsAb阳性）后并不代表所有人都会得乙型肝炎，当人体免疫力较好时，人和病毒成相持状态，这时人体就成为乙肝携带者。当人体免疫力跟乙肝病毒之间的平衡被打破，导致人体肝脏发炎，成为乙肝患者。反复发炎的患者（慢性乙肝患者）的肝脏甚至会发生肝纤维化、肝硬化或者罹患肝癌。

乙肝"大三阳"和"小三阳"区别在哪里?

答:乙肝"大三阳"和"小三阳"称呼是基于乙肝两对半5项指标检测结果的不同组合,二者区别详见表格。

	大三阳	小三阳
HBsAg(表面抗原)	+	+
HBsAb(表面抗体)	−	−
HBeAg(e抗原)	+	−
HBeAb(e抗体)	−	+
HBcAb(核心抗体)	+	+

 身边朋友是"小三阳",平时跟他吃饭会传染吗?

"小三阳"又称乙肝病毒携带者,其具有一定的传染性,但是相对于"大三阳"患者传染性要弱,并且乙肝病毒传染途径主要通过血液传播、性传播、母婴传播,日常工作或生活接触,如共用办公用品、握手、拥抱、同一餐厅用餐等无血液暴露的接触,不会传染乙肝病毒。可见,人们应该对乙肝病原携带者持宽容态度,更不应该歧视。

乙肝两对半结果提示乙肝表面抗体阴性，需要接种乙肝加强疫苗吗？

对于曾经乙肝表面抗体阳性（≥10 mIU/ml），最近检测发现乙肝表面抗体转阴了（<10 mIU/ml）的高危人群建议加强接种一针乙肝疫苗，注意是一针。非高危人群可以选择加强接种一针乙肝疫苗，也可以选择不接种。

250 做了乙肝两对半检测，为什么还要做乙肝DNA 检测？

一般情况下，乙肝患者除了五项对照以外，还要配合乙肝DNA 检测，这样有利于疾病的精准检测。乙肝两对半是检测血清中的抗原或抗体，其检查结果可以定性，也可以半定量。而乙肝 DNA 是乙肝病毒的核心成分，它是病毒复制及有传染性的标志，是病毒感染的最直接、特异和灵敏的可靠定量指标，可作为辅助医生进行抗病毒治疗适应证的选择及疗效判断。HBV－DNA检测的意义主要体现在以下两方面：

（1）单纯 HBsAg 阳性、HBV－DNA 阴性，一般表明乙肝病毒无复制，传染力很弱；若 HBV－DNA 结果超过参考范围，则说明体内仍有病毒复制，应根据病毒载量决定是否抗病毒治疗。

（2）少数患者乙肝两对半五项检查结果全部为阴性,甚至甲、丙、丁、戊型肝炎病毒标志物也是阴性,但患者出现转氨酶升高、黄疸,肝功能损伤明显。若 HBV‐DNA 数值增高,则可判断为"慢性隐匿性乙肝"。

251 得了脂肪肝需要做些什么检验项目?

脂肪肝又称为"富贵病",发现脂肪肝还需要做一些化验以评估病情并监测治疗效果。①区分病因。肝脂肪变性可见于多种原因引起的肝病,因而初诊患者需要做肝炎病毒和自身免疫性肝病抗体等筛查,以排除病因对症治疗。②评估肝脏功能及肝细胞损伤。肝功能不同的检查项目反映肝脏的不同功能损伤。③评估代谢综合征。包括糖代谢异常、血脂紊乱、高尿酸血症等。当代谢综合征出现时,往往提示患者可能从单纯性脂肪肝发展为脂肪性肝炎;糖代谢异常意味着这些患者的肝病进展加快。所以在诊断脂肪肝的同时还需要进行血糖(糖耐量)、胰岛素敏感性、血脂、尿酸等检查。

252 谷丙转氨酶升高就是得了肝炎吗?

谷丙转氨酶(ALT)升高是一种很常见的现象,并不一定都代表肝脏出了问题。因为 ALT 非常敏感,很多因素会引起 ALT 正常值的上下波动,健康人在一天之内的不同时间检查,ALT 测量结果都可能不一样。ALT 轻度上升一般不会有明显的症状，而 ALT 升高幅度较大一般会有症状。如果检查结果超出正常范围，医生会建议再查一次，排除生理性 ALT 升高的可能。如果 ALT 水平依然高，且比参考值高很多，则多半是由病毒性肝炎或其他肝病所致。另一方面，ALT 并非只有肝脏里才有，心脏、肌肉里都有，这些部位发生了病变同样可能会引起 ALT 的升高。人的很多行为、生活方式都会导致其升高，如剧烈运动、过于劳累、饮酒、油腻饮食、作息不规律，甚至是生气等。因此，单纯 ALT 升高并不能代表什么疾病，当然出现异常急剧升高时，最好还是咨询医生。

253 为什么长期大量饮酒会引起肝脏损伤？

长期大量饮酒会引起酒精性肝病，其发病机制主要有以下几点：①饮酒后乙醇(酒精)90%～95%在肝脏代谢。②乙醇中间代谢产物乙醛与蛋白质结合形成乙醛-蛋白复合物，不但对肝细胞有直接损伤作用，还能作为新抗原诱导细胞和体液免疫反应，导致肝细胞受到免疫反应的攻击。③乙醇在肝脏代谢过程中产生自由基导致肝细胞、线粒体损伤，诱发肝细胞凋亡。④乙醇诱导的细胞因子可在肝脏中发挥免疫损伤和炎症反应。因此酗酒不但可以引起肝实质细胞变性、坏死和炎症反应，同时也可引起肝非实质细胞包括肝窦 Kupffer 细胞、内皮细胞、肝星形细胞的活化。其病情演变过程为轻症酒精性肝病、酒精性脂肪肝、酒精性肝炎、酒精性肝纤维化，最终为酒精性肝硬化。

254 什么是血脂？ 血脂都不是好东西吗？

血脂是血浆中甘油三酯和类脂质的总称，广泛存在于身体当中，是生命活动必需的物质。血脂是人体必需的营养物质，参与机体新陈代谢。血脂检查一般包括：总胆固醇、低密度脂蛋白、高密度脂蛋白和甘油三酯。值得重视的是：总胆固醇、甘油三酯、低密度脂蛋白高于正常值，是动脉粥样硬化发生的危险因素，会引起心梗、脑梗等心脑血管病，还会造成胰腺等器官组织的急性炎症。而高密度脂蛋白是颗粒最小的脂蛋白，其中脂质和蛋白质约各占一半，常称为"好胆固醇"，其作用正好与低密度脂蛋白相反，可以把血液中的脂肪运送回肝脏贮存及分解代谢，从而起到预防动脉粥样硬化及心脑血管病发生的作用。吸烟、肥胖均可使高密度脂蛋白水平降低，运动可升高高密度脂蛋白水平。

255 化验血脂为何要空腹抽血？

通常情况下，血脂化验要求抽空腹血。空腹血是指禁食8～14小时后所抽的静脉血，因此抽血化验血脂的前一天晚上8:00后除了可以喝少量白开水外，不能吃其他任何东西，于次日早上8:00到10:00抽血化验血脂。影响血脂化验结果的因素较多，其中影响最大的因素是食物。进食后，食物中的脂肪在小肠中进行消化与吸收进入血液，血中的脂质和脂蛋白含量就会发生变化,此时的结果并不能反映机体的真实情况。此外,目前血脂各项检验的参考范围,均是以空腹血所测得的数值为准,餐后抽血化验的血脂结果将无法与空腹血所测得的参考范围进行比较。

256 有的人明明很瘦,为什么血脂还会高?

日常生活当中,一般认为胖人血脂会高,瘦人血脂不高,但事实上也不一定这样。有些人虽然比较瘦,但是血脂也偏高,这和自身的代谢是有关系的。有一类疾病,称为家族性高胆固醇血症,特点是先天的代谢胆固醇的酶异常,不管饮食控制或者不控制,胆固醇都非常高的。还有一些人,即使没有遗传性疾病,其代谢血脂的通道是异常的,所以血脂不能代谢出去,也会发生高脂血症。所以高血脂大多数情况下和生活方式与食物摄入有关,但不排除遗传因素,瘦人也可能发生遗传性的代谢异常,从而发生高脂血症。

257 为什么说高密度脂蛋白胆固醇是"好"的?

高密度脂蛋白胆固醇(HDL)是总胆固醇其中的一个类型。HDL 的作用:①增强血脂代谢能力,保持血管畅通且对血管没有任何损伤,是医学界唯一公认的血管内脂质"清道夫"。②HDL具有抗氧化作用,修复血管内膜破损,恢复血管内皮细胞功能,从而消退动脉硬化斑块,使血管弹性得到最大限度的恢复和保护,称为"抗动脉硬化因子"。③"冠心病的保护因子"。HDL 能加强血管内已存脂质斑块的稳定性,抑制斑块破裂或脱落阻塞血管,降低冠心病的发生概率。世界卫生组织研究证实,每 100 mL 血液中高密度脂蛋白升高 1 mg,可使由动脉粥样硬化引起的心脑血管疾病发病率和病死率降低 3%～4%。所以 HDL 的结果越高,对人体的保护功能就越强。

258 血黏度跟血脂是一回事吗?

我们在医院做检查的时候经常会遇到医生建议做血黏度和血脂两种验血项目,很多人分不清血脂和血黏度。血脂就是血液中的脂类。包括胆固醇、甘油三酯等。当血脂升高后,可能诱发多种不同的疾病,心血管疾病的风险也会随之升高。检查血脂,能够反映人体内脂类代谢的具体情况。而血黏度也是一种血液的指标,反映的是血液动态情况,通过血黏度,能够反映人体内的血流阻力。如果把血流比作纯净水,那么流动的速度是比较快的,但是如果血液变成了黏稠的粥,那么血液流淌的速度就会减慢。所以,血脂高和血黏度高不是同一回事儿。

259 动脉粥样硬化一定是高血脂引起的吗?

动脉粥样硬化是指动脉内膜有脂质等血液成分的沉积、平滑肌细胞增生和胶原纤维增多,形成粥糜样含脂坏死病灶和血管壁

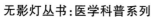

硬化。动脉粥样硬化跟许多因素有关系：①遗传因素。家族中有动脉粥样硬化病变者发病率较高，且发病年龄也提早，说明动脉粥样硬化与遗传因素有关，也可能与家人类同饮食、生活习惯相接近有关。②性别。男性多见，男女之比为 2：1,20～50 岁女性病变较轻,50 岁以上或双侧卵巢切除后女性患者病变进展加快，可能与雌激素的作用有关。因为雌激素能使血清 β-胎蛋白、胆固醇及甘油三酯水平降低。③吸烟。吸烟也是引起动脉粥样硬化的主要病因之一。吸烟能引起血液中烟碱、一氧化碳增加，可引起中心动脉痉挛、血小板黏附性加大、血流速度减慢、氧自由基积聚，吸烟还可引起血管内皮细胞的直接损伤。初次吸烟年龄越早，烟龄越长，每天吸烟支数越多，发生动脉粥样硬化的可能性越大，戒烟后，则有可能使病变进展减慢。④高血脂。大量摄取动物脂肪和饱和脂肪酸，可通过高血脂引起动脉粥样硬化，高血脂是引起动脉粥样硬化的主要病因之一。特别是高胆固醇血症和高 β-胎蛋白血症，与人类动脉粥样硬化密切相关。沉积在动脉壁上的脂质与血脂成分基本相似，采用饮食与药物治疗方法降低血脂后，可使动脉粥样硬化病变进展延迟，并可能促使其逆转。

260 为什么血脂检测是心脑血管疾病患者的重要随访指标？

目前高血脂已被世界医学界公认为是导致动脉粥样硬化和各种心脑血管疾病的发生"罪魁祸首"。人体血浆中所含的脂质称为血脂,主要由胆固醇、甘油三酯、磷脂和游离脂肪酸构成,这些脂类是人体必需的营养物质。但如果血脂过多,就会造成脂质代谢紊乱。血液黏稠度增高,脂类物质在血管壁内膜沉积,由多种因素引起内皮细胞损伤或剥脱,血管内膜通透性增加,导致循环血液中的脂蛋白尤其是低密度脂蛋白向内皮下入侵,经过诸多环节后由脂点、脂纹等发展为斑块,医学上称为动脉粥样硬化。这些斑块增多、增大,逐渐堵塞血管,致使血管管腔狭窄,血液流通不畅。按照受累动脉部位的不同,可分为主动脉粥样硬化、冠状动脉粥样硬化、肾动脉粥样硬化和四肢动脉硬化等。如果重要器官动脉供血不足,就会导致严重后果。通常严重的是心脑血管动脉粥样硬化,会引起冠心病、心肌梗死、心绞痛、脑血栓、脑出血和卒中等,甚至危及生命。所以近 20 年来血脂调整药物如他汀类药物和贝特类药物广泛应用于血脂的治疗。它们分别以降低总胆固醇、低密度脂蛋白和甘油三酯为主。所以鉴于以上情况,随访监测甘油三酯、总胆固醇、低密度脂蛋白和高密度脂蛋白对于血脂管理尤其是药物治疗的动脉粥样硬化患者具有良好的指示作用。

261 多抽血能不能治好我的高血压?

高血压的患者不能通过抽血进行降压治疗。因为高血压患者血压升高并不是由于血量增多,而是由于血管舒张收缩的机制以及调节血压高低的激素水平出现异常导致的。因此抽血或者献血减少血容量，并不能起到一个稳定长久的降低血压的作用。当患者在大量失血后，有可能会出现血压下降，但是这种情况属于失血性休克，并不意味着起到降压的作用。所以高血压患者不能寄希望于抽血或者献血来降低血压，而是要听从医生的建议，针对血压升高机制，通过药物来控制血压，同时要改善饮食和生活习惯来帮助降低血压。

262 长期服用华法林的患者，为什么需要定期检查凝血酶原时间？

华法林是一种抗凝剂，凝血酶原时间国际标准化比值（PT-INR）是评价华法林抗凝疗效的重要指标。研究表明，当PT-INR在2.0～3.0时，华法林的出血和血栓栓塞风险均最低。初始服用华法林的患者，应服用3天后每日或隔日监测INR，直到INR维持在2.0～3.0之间；平稳后建议每周复查一次，连续2～3次达标，可改为两周复查一次；若PT-INR长期稳定，可逐渐延长监测INR的时间，但不建议间隔超过3个月，每月一次为最佳监测间隔。

263 为什么中国高血压人群中要检测同型半胱氨酸？

不健康的生活方式和营养不良、B族维生素缺乏以及肾功能不全是导致同型半胱氨酸（Hcy）升高最常见的因素。Hcy 本身不参与蛋白质合成，体内也不能合成，其是蛋氨酸的中间代谢产物，血清 Hcy 水平升高是心血管疾病的风险因素之一，风险程度随着浓度的升高而增加，其与高血压病的关系也日益受重视。高血压病患者血清 Hcy 水平明显升高，其机制可能为：通过内皮毒性作用损伤血管，损伤血管内皮细胞同时刺激血管平滑肌细胞生长导致血流通路受阻；Hcy 还破坏正常凝血机制，增加血栓形成。Hcy 增高可致脂质代谢紊乱，促进斑块钙化而形成动脉粥样硬化，而且动脉粥样硬化可导致肾动脉粥样硬化和肾功能受损，从而使血压升高，其又可使 Hcy 增加，形成恶性循环。故而《中国高血压基层管理指南（2014 年修订版）》推荐有条件的单位可对高血压患者进行尿白蛋白/肌酐、餐后血糖、血同型半胱氨酸等联合检测。

梅毒的特异性抗体和非特异性抗体的区别是什么？

梅毒特异性抗体和非特异性抗体属于梅毒检测的两个项目，主要区别在于检查方法、临床意义的差异及治愈后能否转阴。梅毒特异性抗体检查的方法主要包括梅毒螺旋体颗粒凝集试验、梅毒螺旋体血球凝集试验等；非特异性抗体检查的方法主要包括甲苯胺红不加热血清试验、快速血浆反应素环状卡片试验等；梅毒特异性抗体，可用于诊断是否有梅毒螺旋体感染，但不能鉴别是既往感染还是新发感染，特异性抗体会长期存在，甚至终身都呈阳性；非特异性抗体阳性不仅见于梅毒疾病，还可能与风湿病、急性肝炎等疾病有关，也不排除可能是检测过程中交叉抗原引起的假阳性，梅毒治愈后非特异性抗体可以转阴。

265 RPR/TRUST（梅毒非特异性抗体试验）结果阳性时就一定是得了梅毒吗？

梅毒非特异性抗体试验属于梅毒的初筛试验，该试验采用正常牛心肌的心磷脂作为抗原检测患者血清中的反应素。有些慢性疾病如自身免疫性疾病、肝硬化、慢性肾炎及孕妇和老年人等体内可能存在交叉抗原，在梅毒初筛试验时也会出现阳性结果，这时就需要选用特异性梅毒螺旋体抗体试验进行复测，且通过详细地询问病史及体格检查进行综合分析，并定期随访可作出判断其是否是假阳性。通过结合患者病史了解，一般来说可以判定是否染有梅毒。

266 为什么说通过输血被传染梅毒的概率极小？

梅毒是一种性传播疾病，主要通过性接触传播，且人类是梅毒唯一的传染源。首先，在输血前，血站会对献血者的血液进行

各种检测,其中就包括对梅毒抗体的检测,以确保血制品的安全;
其次引起梅毒的梅毒螺旋体对外界抵抗力极弱,对温度和湿度特
别敏感,离体在外环境中干燥1~2小时即死亡,血液中的梅毒螺
旋体在4℃放置3天后可死亡,因此4℃血库存放3天以上的血
液无传染梅毒的危险。

 267 **什么是艾滋病? 艾滋病常见实验室检验
项目有哪些?**

艾滋病,又称获得性免疫缺陷综合征,是由人类免疫缺陷病
毒(HIV)所引起的慢性致命性传染病,其主要通过性接触、血液
及母婴传播。HIV会缓慢破坏人的免疫系统,最终并发各种严
重的机会性感染和恶性肿瘤,是一种病死率极高的严重传染病。
HIV在人体内的潜伏期平均为8~9年,在艾滋病病毒潜伏期
内,患者可以没有任何症状地生活和工作多年。那么,如果怀疑
感染HIV,要做什么检查呢?

艾滋病的诊断原则是以实验室检测为依据,结合临床表现并
参考流行病学资料综合进行。HIV实验室检验根据检测目标物
的不同可分为:抗体检测、抗原检测、核酸检测和HIV基因型耐
药检测。检测的标本类型一般包括血液、尿液、口腔黏膜渗出
液等。

268 存在哪些高危行为需要开展人类免疫缺陷病毒抗体检测？

居民存在以下高危行为需要开展人类免疫缺陷病毒（HIV）抗体检测：①与多个性伴侣发生不安全性行为的性活跃者。②发生过性交易行为的男性或女性。③发生过同性性行为者，尤其是在没有使用安全套的情况下。④HIV感染者/艾滋病患者的配偶或性伴。⑤与他人共用注射器静脉吸毒的人士。⑥感染HIV的母亲所生的婴儿。⑦结核病检测阳性者。⑧性病检测阳性者等。

269 居民自测HIV的途径有哪些？

扩大HIV感染检测是我国预防控制艾滋病的核心策略。目前，随着医疗资源的优化布局，居民可以方便地在医院、疾控中心、婚检机构等场所进行HIV初筛检测。但是如果出于隐私考虑或者害怕采血，居民也可以选择从药店或网上购买试剂盒进行HIV自测，或者通过居家采样并邮寄到实验室检测，或者预约上门采样与检测服务。推广HIV自检，可以让检测更加平民化，从而扩大艾滋病检测服务的可及性。目前HIV自检试剂支持血液、唾液、尿液等标本类型，具体参照试剂说明书。

270 **居民自测 HIV 注意事项有哪些?**

由于检测的局限性,居民在进行 HIV 自我检测时应特别注意:自检卡可能会因为人为操作不当、HIV 病毒变异、处于窗口期等原因,导致检测结果出现假阳性或假阴性结果。若检测结果为阴性,并不能排除 HIV 感染的可能性。如果自我检测距离最近一次高危行为的时间间隔在窗口期内,建议隔一段时间再自行检测,或到当地疾病预防控制机构或医疗机构咨询检测。若自我检测结果呈阳性,也无需过分恐慌,因为自我检测结果仅为初筛结果,并不能判定检测者已感染 HIV,此时,应向所在地的疾病预防控制机构或医疗机构进行咨询,并做进一步检测来确诊HIV 感染状态。

271 **如何预防艾滋病?**

艾滋病是威胁我国公众健康的重要公共卫生问题,预防HIV 感染远比治疗重要。自艾滋病被发现以来,虽然全球众多医学研究人员付出了巨大的努力,但至今尚未研制出根治艾滋病的特效药物,也还没有可用于预防的有效疫苗。艾滋病在我国已列入乙类法定传染病,并被列为国际卫生监测传染病之一。

预防艾滋病应做到:①坚持洁身自好,不卖淫、不嫖娼,不发生无保护性行为。②拒绝吸毒,不与他人共用注射器或针头。

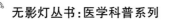
③艾滋病病毒感染者怀孕，需要到正规的医疗机构进行艾滋病母婴阻断，避免母乳喂养。④不要借用或共用牙刷、剃须刀、刮脸刀等个人用品。⑤美容、文身、理发、修脚、采耳等活动，应选择正规商家，确保所用器械经过严格消毒。⑥发生高危行为或职业暴露后，应及时使用阻断药。⑦积极配合婚前检查。

272 如何判断自己有贫血？

临床上可通过血常规检测血红蛋白值判断有无贫血。

成人贫血的血红蛋白标准：成年男性血红蛋白<120 g/L，成年女性非妊娠状态下血红蛋白<110 g/L，孕妇血红蛋白<100 g/L。

儿童贫血的血红蛋白标准：出生 10 天以内的新生儿血红蛋白<140 g/L，6 个月～不满 7 岁血红蛋白<110 g/L，7 岁～14 岁血红蛋白<120 g/L。

273 贫血有哪些类型？

从贫血的发病机制和病因出发，可以将贫血分为以下类别：

（1）红细胞生成减少性贫血：①造血干/祖细胞异常所致的贫血，如再生障碍性贫血、纯红细胞再生障碍性贫血等。②造血微环境异常所致贫血，如骨髓增生异常综合征、原发性骨髓纤维化等。③造血原料不足或利用障碍所致贫血，如叶酸和

（或）维生素 B_{12} 缺乏或利用障碍所致贫血、缺铁和铁利用障碍性贫血。

（2）红细胞破坏过多性贫血：①红细胞自身异常，如遗传性球形红细胞增多症、遗传性椭圆形红细胞增多症、遗传性口形红细胞增多症、阵发性睡眠性血红蛋白尿症、葡萄糖-6-磷酸脱氢酶缺乏症、丙酮酸激酶缺乏症、珠蛋白生成障碍性贫血、异常血红蛋白病，不稳定血红蛋白病。②红细胞外部环境异常，如自身免疫性溶血性贫血、冷凝集素综合征、阵发性冷性血红蛋白尿、微血管病性贫血等。

（3）失血性贫血：①急性，如创伤、手术、大出血等。②慢性，如钩虫病、月经量多、痔疮等。

274 贫血的患者为什么要做骨髓穿刺？

贫血的主要原因包括三大方面：红细胞生成减少性贫血、红细胞破坏过多性贫血、失血性贫血。其中红细胞生成减少性贫血包括：造血干/祖细胞异常所致贫血、造血调节异常所致贫血等。这些贫血疾病需通过骨髓穿刺检查才能明确。

275 贫血患者是不是多吃点肉和猪肝就行了，还需要做别的检查么？

贫血在临床上有很多种分类，其中以缺铁性贫血最为常见，这类患者通过补充铁剂及高铁饮食(肉和猪肝为富铁食物)可以纠正贫血；而对于其他非缺铁性贫血,则补铁治疗无效。医生对患者治疗前必须先确认是否为缺铁性贫血,而这个可以通过抽血检测患者体内铁代谢的情况确认。

276 缺铁性贫血患者为什么还要做胃肠镜检查?

缺铁性贫血属于症状学诊断,其重要的治疗原则是：根除病因。在临床上,存在各种引起缺铁性贫血表现的疾病,在这些疾病中,胃肠科疾病尤其是胃肠道恶性肿瘤伴慢性失血是中老年缺铁性贫血患者常见的病因之一,因此胃肠镜检查是快速有效的检查手段。

277 缺铁性贫血患者服药纠正后为什么还要检测铁蛋白?

铁蛋白是人体储存铁的一种形式,缺铁性贫血的药物治疗原则是补足储存铁,储存铁是否补足无法从血常规上判断,铁蛋白监测是除骨髓铁染色检查外临床上较为常用的比较方便的手段之一。铁剂治疗应在血红蛋白恢复正常即贫血完全纠正后应持续 4~6 个月,待铁蛋白恢复正常后停药。故用药后监测铁蛋白有利于更好地监测治疗效果。

278 溶血性贫血患者贫血很严重，为什么不能给予输血治疗？

临床上比较常见的溶血性贫血类型是自身免疫性溶血性贫血，对于这类贫血如果输注普通红细胞会在原有溶血的基础上诱发更为严重的溶血反应，进一步加重贫血，严重时危及生命，通常这类患者应尽可能避免输血，若贫血极严重且生命体征不稳，应输注洗涤红细胞，且应严格控制输血滴速。

279 父母都没有贫血表现，子女怎么会得地中海贫血？

地中海贫血是一种常染色体隐性遗传性疾病，如果父母双方为地中海贫血基因携带者，可以无贫血表现，但其子代（无关乎性别）有 1/4 的概率为正常胎儿，1/2 的概率为地中海贫血基因携带者，还有 1/4 的概率为地中海贫血，此时临床上会出现贫血表现。

280 地中海贫血患者本身不缺铁，为什么还要定期检测铁蛋白呢？

地中海贫血为终身疾病，病程中有反复溶血发生，会导致肠道铁吸收增加或地中海贫血本身贫血反复加重需输血治疗等因素导致继发性铁过载。血清铁蛋白是临床上快速简易监测铁过载的有效手段之一，当监测到铁蛋白≥800 μg/L 时应给予祛铁治疗，避免体内重要脏器由于长期铁过载继发正常功能受损。

281 红细胞数量是不是越多越好？

红细胞是人体血液中的一种血细胞，红细胞具有重要的生理功能，因为红细胞中含有血红蛋白，可以运输氧气和二氧化碳。在临床上，并不是红细胞数量越多就表示身体越健康，因为人体红细胞的数量必须维持在正常范围之内，红细胞数量过少时就会出现贫血的情况，而红细胞数量过多也是一种病理现象，因为红细胞数量过多容易造成血栓或栓塞性疾病，同时还会产生其他的并发症，所以说红细胞数量越多并不就表示身体越健康。相反，红细胞数量增多常见于多种血液系统疾病，比如，临床上最常见的就是真性红细胞增多症，此外原发性血小板增多症患者，也会出现红细胞数量增多的情况，长期慢性缺氧性疾病也会出现红细胞数量增多。所以说，红细胞数量必须维持在正常范围之内，红细胞数量越多并不代表身体越健康。

282 抽血后针眼一直出血，是不是代表血小板有异常？

抽血之后针眼一直出血，如果按压后仍持续出血不止，排除

抽血后没有及时按压或者按压力度不够,需考虑多方面原因:
①血小板计数低或血小板功能异常。②凝血功能异常性疾病,如血友病、维生素 K 缺乏等。③使用某些抗凝药物如肝素、阿司匹林、氯吡格雷等。通常通过血常规检查即可排除有无血小板因素参与其中。

283 血小板计数正常为什么还会出血不止?

人体的止血过程由多因素参与,血小板只是其中之一,任意一个过程异常都会导致出血不止。常见的出血性疾病主要包括:血管壁异常、血小板异常、凝血异常、抗凝及纤维蛋白溶解异常。因此,在血小板计数正常的情况下,还需要去排除其他方面的原因。

284 血小板计数只有 50×10^9/L, 是不是代表很危险?

正常成年人的血小板计数一般为 $125 \sim 350 \times 10^9$/L。当血小板计数 $< 30 \times 10^9$/L,有发生自发性出血的风险可能;当血小板计数 $< 20 \times 10^9$/L,自发性出血的风险明显增加;若血小板计数 $> 30 \times 10^9$/L,无明显出血倾向因素存在时,则出血风险较小。

体检发现血小板计数过高有问题吗？

正常成年人的血小板计数一般为$(125\sim350)\times10^9/L$，若血小板计数明显增高，需考虑原发性血小板增多症或继发性血小板增多可能，这类患者一般无任何临床症状，大部分人在做血常规检查时偶然发现，小部分人以出血或血栓造成的脑血管意外为临床首发症状。这类疾病需依靠骨髓穿刺检查进一步明确，继发性血小板增多症多数存在明确诱因，经骨髓穿刺检查排除原发性血小板增多症可诊断。

286 **脑梗患者为什么要重视血小板或红细胞计数？**

部分脑梗患者在神经内科就诊时发现血小板或红细胞明显增高，该类患者需考虑原发性血小板增多症或真性红细胞增多症，这类患者一般无任何临床症状，大部分人在做血常规检查时偶然发现，小部分人以脑梗死或脑出血为临床首发症状。只有积极治疗原发病，控制血小板或红细胞计数在正常范围，才能有效减少再发脑梗死或脑出血的风险。

287 父亲是血友病，子女也会得血友病么？

血友病是 X 染色体连锁的隐性遗传疾病，致病基因定位在 X 染色体上。父亲是血友病，若母亲为血友病致病基因携带者，其女儿为血友病患者和致病基因携带者的概率各为 50%，其儿子为血友病患者和完全正常者的概率各为 50%。若母亲为正常者，其女儿皆为血友病致病基因携带者，其儿子皆为完全正常者。

288 白细胞、中性粒细胞数量升高，是不是有炎症？ 会是得了白血病吗？

白细胞、中性粒细胞数量增高，通常分为病理性和生理性，病理性又包括感染、白血病、恶性肿瘤等，生理性反应最常见包括各种生理活动或环境原因导致体内血液浓缩，所以并不是白细胞及中性粒细胞数量升高了就代表有炎症了，此时需要具体分析原因。白细胞数量增高可以是白血病的一种临床表现，但并不意味白细胞数量增高就是得了白血病，白血病通常还伴有贫血、血小板减少、发热等症状，最终确诊白血病必须要结合其它相关检查。

289 淋巴细胞数量升高，就是病毒感染吗？

淋巴细胞数量升高常见的原因是病毒感染，但一些少见的血液系统恶性疾病包括各类淋巴系统白血病、淋巴瘤等也会导致淋巴细胞数量升高，可以通过外周血异常白细胞分类、外周血流式细胞分析检查快速鉴别，但仍有少部分病例需依靠骨髓检查或淋巴结活检等明确，因此需综合分析病情。

290　嗜酸性粒细胞数量升高是不是过敏了？

人体内的嗜酸性粒细胞的功能主要包括：防御寄生虫感染和细菌感染及调节过敏反应，所以最常见的误区是把嗜酸性粒细胞和过敏直接等同，嗜酸性粒细胞数量升高还包括寄生虫感染、血液系统疾病等，应充分鉴别诊断，若无明显诱发过敏因素存在，需排除血液系统疾病，该类疾病需经骨髓检查后明确。

291　什么是肿瘤标志物？

肿瘤标志物又称为肿瘤标记物，是指特征性存在于恶性肿瘤细胞，或由恶性肿瘤细胞异常产生的物质，或是宿主对肿瘤的刺激反应而产生的物质，并能反映肿瘤发生、发展，监测肿瘤对治疗反应的一类物质。肿瘤标志物存在于肿瘤患者的组织、体液和排泄物中，能够用免疫学、生物学及化学方法检测到。

292 肿瘤标志物的作用有哪些?

肿瘤标志物的用途:①肿瘤的早期发现。②肿瘤普查、筛查。③肿瘤的诊断、鉴别诊断与分期。④肿瘤患者手术、化疗、放疗疗效监测。⑤肿瘤复发的指标。⑥肿瘤的预后判断。⑦寻找不知来源的转移肿瘤的原发灶。

293 肿瘤标志物使用过程中应注意哪些事项?

肿瘤标志物使用过程中,应遵循以下原则:①单个标志物敏感性或特异性往往偏低,建议多指标联合检测以提高敏感性和特异性。②肿瘤标志物不是肿瘤诊断的唯一依据,临床上还需结合临床症状、影像学检查等其他手段综合考虑。③某些肿瘤标志物在某些生理状况、某些良性疾病、药物因素等情况下也可以出现异常升高,需注意鉴别。④不能仅关注检测数字或某一时间点的检测结果,大于或小于此值的检测结果并不意味着癌症的存在与否。每个患者总是最佳的自身对照,一般在检测方法不改变的情况下,检测结果上升或降低 25% 都具有临床价值。⑤不同方法学得到的检测结果往往没有比较价值。

肿瘤标志物升高就说明患癌吗？

肿瘤标志物升高不能说明患癌。一些良性疾病及生理状态也能导致肿瘤标志物升高。比如：炎症状态、经期、饮酒等因素会影响肿瘤标志物结果；胆道梗阻、胃炎、炎性肠病、吸烟可能造成CEA增高；月经期、盆腔炎症、妊娠可能造成CA125增高；胰腺炎、胆道疾病、肝硬化患者CA19-9可以升高。所以很难单凭某项肿瘤标志物升高就诊断是否患有癌症，更不能确定是哪一种癌症。

 体检发现肿瘤标志物升高应该怎么办？

体检发现肿瘤标志物升高也不要慌张。首先，应及时到医院复查，复查前避免应感冒、炎症、饮酒、经期、劳累等影响因素。其次，应该多指标联合应用以提高检出率，多个肿瘤标志物升高需引起重视，必要时结合影像学、内镜、病理检查。然后，做好动态随访，观察肿瘤标志物变化趋势，数值动态持续升高则需要引起重视。最后，即使肿瘤标志物正常也应做好日常体检，实现对疾病早发现、早诊断、早治疗。

296 为什么有时肿瘤患者的肿瘤标志物检测结果是正常的?

肿瘤标志物是能反映肿瘤发生、发展,监测肿瘤对治疗反应的一类特异性的物质。很多肿瘤标志物在癌症早期的阳性率并不高,因此并不能全靠肿瘤标志物来发现早期癌症。另外,并非所有癌症都可以通过肿瘤标志物来筛查,有些癌症目前并没有对应的肿瘤标志物。

 297 甲胎蛋白升高见于哪些情况?

甲胎蛋白(AFP)升高见于下列情况:①原发性肝癌。AFP是原发性肝癌最灵敏、最特异的肿瘤标志物。②急、慢性肝炎和肝硬化:急慢性肝炎、肝硬化患者血清中可检出 AFP 一般为 20～50 ng/mL,少数患者可暂时升高到 400 ng/mL 以上。③先天性胎儿畸形。胎儿 AFP 可有少量通过胎盘屏障进入母体,因此孕妇血清 AFP 一般可升高到 500 ng/mL 以下,产后 20 天内降至正常人水平。④新生儿肝炎。30%新生儿肝炎可测出甲胎蛋白,发生率随病情的严重度而增加,大多明显增高。⑤妊娠妇女和新生儿。妊娠妇女和新生儿也会出现甲胎蛋白的一时性升高。⑥生殖细胞肿瘤。大约 50%患有生殖细胞肿瘤的患者其 AFP 呈阳性。⑦病毒性肝炎。慢性肝炎活动期甲胎蛋白有轻度、中度升高,一般在 $50\sim300\mu g/L$,与肝细胞癌不同点为升高幅度低,一般不持续增高,经治疗后降低以至恢复正常。

298 CA72-4升高,是否得了胃癌吗?

CA72-4 不仅仅是胃肠道的肿瘤标志物,若患有卵巢肿瘤时其也会升高,另外慢性胃炎、慢性胃溃疡和胃息肉等胃部病变及慢性肠炎,女性处于怀孕和月经期间等情况,检测结果也可以出现 CA72-4 升高的现象。所以 CA72-4 指标高不一定代表得了胃癌。另外 CA72-4 仅有助于判别肿瘤的预后及化疗的疗效。因此当 CA72-4 指标高时,不必惊慌,需进一步行胃镜活检、增强 CT 等来判断是否为胃癌。

299 CA19-9(CA125、CA15-3)升高,是否得了肿瘤?

CA19-9、CA125 和 CA15-3 偏高,通常提示有消化道、盆腔、乳腺肿瘤的可能。CA19-9、CA125 和 CA15-3 都只是上皮来源的肿瘤标记物之一,如果明显升高,要继续做肿瘤的相关筛查,如腹部 CT 平扫加增强,盆腔,(包括卵巢)CT 或 B 超等检查。主要依靠病理检查才能确诊肿瘤,肿瘤标志物只能起到提示诊断作用,不能起到决定性诊断。另外肿瘤标志物 CA125 和 CA19-9 同时升高,如果其他肿瘤标志物都正常,大概率可考虑是良性妇科疾病造成的,常见的有卵巢囊肿、子宫腺肌症、子宫内膜病、宫颈炎、子宫肌瘤、胃肠道恶性肿瘤、肝硬化、肝炎等,孕早期 CA125 也会升高。

300 男人可以使用"验孕棒"吗?

在许多人看来,验孕棒是女性的专属用品,是女性用来检测是否怀孕的一种工具,测试原理是根据人体尿液中的人绒毛膜促性腺激素(hCG)来检测。如果验孕棒上面显示两道杠,往往代表怀孕了(阳性)。可能大家觉得男人根本就用不到验孕棒。但其实,即便是男性使用验孕棒,也可能会出现两条杠,而且后果很严重,因为某些恶性疾病也可能导致体内 hCG 浓度升高,所以如果男性检测出来两道杠,应该马上去医院检查,因为血清中的 β-hCG 水平除了是主要的验孕鉴定值外,还能作为男性睾丸癌的辅助标记物。

301 体检发现铁蛋白升高,是得肿瘤了吗?

恶性肿瘤患者会出现铁蛋白升高,但是除恶性肿瘤外还有很多良性疾病也会导致铁蛋白升高,如长期慢性感染性疾病、结缔组织病、溶血性贫血等。同时,长期输血依赖的患者也会出现铁蛋白明显升高,所以必须要结合其他检查才能明确,单一铁蛋白升高不能作为恶性肿瘤诊断依据。

为什么肿瘤患者要多关注骨代谢指标的检测？

在肿瘤骨转移过程中，骨的重塑过程极大加快，骨代谢率增高。当肿瘤的骨转移以成骨性改变为主时，骨代谢的骨形成指标可能升高；当肿瘤的骨转移以溶骨性改变为主时，骨代谢的骨吸收指标可能增高；当肿瘤的骨转移以混合性改变为主时，骨形成和骨吸收指标均增高。因此骨代谢标志物可以作为辅助诊断肿瘤骨转移的参考指标。在临床上检测这些指标的含量有利于早期发现各种骨代谢异常或进行相关治疗的检测。

303 **为什么肝癌的筛查和早期检测非常重要？**

我国肝癌的发病病因复杂，主要为肝炎病毒感染，尤其是乙型肝炎病毒（HBV）和丙型肝炎病毒（HCV）为主，其他因素包括食物黄曲霉毒素污染、长期酗酒和饮用水蓝绿藻类毒素污染以及其他肝脏代谢疾病、自身免疫病、隐匿性肝病或隐匿性肝硬化等。肝癌的早期诊断对于患者的有效治疗和长期生存至关重要，因此，肝癌的筛查和早期检测非常重要。常规筛查检测指标主要包括血清甲胎蛋白（AFP）和肝脏超声检查。AFP 是肝细胞癌相对特异的肿瘤标志物，AFP 持续升高是发生肝细胞癌的危险因素。因此，对于≥40 岁男性或≥50 岁女性，曾有 HBV 和（或）HCV

感染史、酗酒合并糖尿病以及有肝癌家族史的高危人群,应每隔6个月进行一次检查。

304 为什么建议 50 岁以上人群进行粪便隐血试验?

近年来我国结直肠癌的发病率和病死率均保持上升趋势,分别位于恶性肿瘤的第 3 位和第 4 位,且城市远高于农村,多数患者发现时已属中晚期。结直肠癌多发生在中年以上的男性,以 40~70 岁最为多见,中位年龄约 56 岁,男女发病比例约为 2:1,但近年来 30 岁以下发病者亦不少见。因此建议 50 岁以上人群进行结直肠癌筛查,高危人群可提前至 40 岁。结直肠癌公认的筛查指标是粪便隐血试验,其操作简单易行,虽然没有特异性,但对于持续反复隐血阳性而无原因可寻者,应警惕有患结直肠癌的可能性。

305 粪便隐血阳性,是得了肠癌吗?

消化道(食管至肛门)出血不仅见于肠癌,还可见于一般的炎症、感染、痔疮等。假如粪便隐血试验结果是阳性,应首先排除痔疮、炎症等相关情况,再进一步通过肠镜等检查排除肿瘤的可能性。

为什么肺癌患者需要检测自身抗体？

肿瘤发病早期，机体的免疫系统可识别肿瘤细胞内表达异常的蛋白，即肿瘤相关抗原，进而分泌针对这些抗原的自身抗体，多种肿瘤患者血清内均可检测到自身抗体，比如30%～40%的肺癌患者体内有针对p53蛋白的免疫抗体反应，其含量与肿瘤的恶性化程度相关。自身抗体肿瘤标记物在肿瘤早期即可出现，且灵敏度高，尤其适合于肿瘤早期筛查。然而，单个自身抗体标记物检测难以达到理想的灵敏度和特异性，而联合检测多种自身抗体就能很好地弥补这一不足。我国原国家食品药品监督管理总局于2015年12月批准了我国肺癌七种自身抗体（GAGE7、CAGE、MAGE A1、SOX2、GBU4-5、PGP9.5、p53）血清检测试剂盒，应用于肺癌的早期辅助诊断。

307 为什么要进行宫颈癌筛查？

我国宫颈癌的发病率及病死率近年来快速增长，于2000—2011年间其病死率年平均增长率为5.9%，故迫切需要找到最佳宫颈癌筛选方法，以降低宫颈癌的病死率。美国肿瘤协会、美国阴道镜和宫颈病理学会以及美国临床病理学会基于大量研究的证据共同推出了联合指南，推荐宫颈癌筛查应从女性21岁时开始，21～29岁女性应每3年进行宫颈巴氏刮片筛查，30～65岁女性应每5年接受人乳头瘤病毒（HPV）和宫颈巴氏刮片双重筛查。而对于HPV阳性高危人群,检测宫颈刮片细胞甲基化标志物CADM1、MAL、miR-124-2对宫颈癌筛查具有很高的灵敏度,将来有望成为新的宫颈癌筛选标志物。而我国目前宫颈癌诊治水平城乡差距较大,应找到适合不同地区的最佳宫颈癌筛选方法,以降低我国宫颈癌的病死率。

308 幽门螺杆菌阳性是不是会得胃癌?

幽门螺杆菌阳性只能代表幽门螺杆菌感染,幽门螺杆菌和胃癌没有直接的因果关系,但根据研究发现,幽门螺杆菌阳性患者胃癌的发生概率是阴性人群的6倍,而且胃癌患者如果术后消灭幽门螺杆菌也能减少胃癌复发。所以在幽门螺杆菌感染后应积极治疗。

309 癌症会传染吗?

癌症不会传染,能传染的是与癌症相关的病毒或者细菌。虽然癌症很可怕,但是担心被传染癌症就有点杞人忧天了。可以肯定地说,癌症患者不能把癌细胞传染给健康个体。到目前为止,国际上还没有任何的科研证据能直接证明,癌症可以通过亲吻、接触、性行为、共用餐具等日常的生活方式来传染。但很多癌症的产生跟病毒或细菌感染相关:宫颈癌与人乳头状瘤病毒感染相关,鼻咽癌与EB病毒相关,肝癌与乙肝病毒相关,胃癌与幽门螺杆菌相关等,这些病毒和细菌能在日常生活及人与人的接触过程中进行传播,但并不意味着感染了这些病毒或细菌的个体就一定会罹患相关癌症。

310 为什么夏秋季要避免蚊虫叮咬?

夏秋季是蚊虫繁殖最旺盛的时期,人在户外活动常会被蚊虫叮咬。蚊虫叮人吸血除造成骚扰等直接危害外,更严重的是传播多种传染病所造成的间接危害。蚊虫不仅传播众多细菌性、病毒性疾病,如蚊传播的常见传染病有登革热、乙脑、黄热病、寨卡病毒病等,也可传播多种寄生虫病,如按蚊可传播疟疾、丝虫病等,白蛉可传播内脏及皮肤利什曼原虫病,蜱可传播布尼亚病毒等。这些蚊、白蛉、蜱等多是寄生虫的必需宿主,即寄生虫必须经过这些节肢动物体内的发育或繁殖才具有感染性,才能将这种病原体传播给另一人或动物。因此,我们所居住的房屋要安装纱门、纱窗,挂蚊帐,或点蚊香、喷洒驱蚊药水;在户外活动时要涂擦驱蚊剂、穿长裤长衫以防蚊虫叮咬,避免感染。

311 蚊子会传播艾滋病吗?

尽管蚊虫可以传播疟疾、黄热病、寨卡病、乙型等多种传染病,但并不能传播人类免疫缺陷病毒(HIV)。首先作为吸血类节肢动物的蚊子其消化系统缺乏结合 HIV 的特异性受体,即使含有 HIV 的血液进入了蚊子的消化系统内,病毒也很快被消化杀灭,无法穿过消化系统在组织内复制或进入蚊子的唾液腺内;其次,蚊子吸食的是血液,吐出的是唾液,更重要的是,两者进出通路是相互独立的,就算蚊子叮咬的前一个人是艾滋病患者,也不会将吸食的血液注入被吸食者的体内;最后,蚊子的吸血量非常少,蚊子嘴上残留的血液仅有 0.000 4 mL,即使蚊子能传播艾滋病,也需要连续反复叮咬 2800 次后才可能造成传播,而这种情况在现实生活中是不会发生的。

312 被狂犬病患者咬伤后会不会感染狂犬病?

可能会。人对狂犬病病毒普遍易感,狂犬病病毒存在于病兽或狂犬病患者的神经组织和唾液中,被病兽或者狂犬病患者咬伤致皮肤黏膜破损,其唾液中的病毒就有可能通过破损的皮肤黏膜进入体内而感染。被咬伤后发病率为 30%～60%,潜伏期一般为 1～3 月,也有短至 1 周或长达数年,被咬伤部位距离头部越近、伤口越深及伤者年龄越小,则潜伏期越短。此外,潜伏期还与伤口内感染的病毒数量、宿主免疫力等有关。狂犬病病毒对外界抵抗力不强,易被大多数有机溶剂、去污剂、肥皂等表面活性物质灭活,因此在被病兽或者狂犬病患者咬伤后要用大量肥皂水清洗伤口并及时就医,进行相应的干预措施,毕竟目前对狂犬病尚无有效的治疗方法,一旦感染发病,其死亡率几乎为 100%。

313 怀疑自己感染了寄生虫，该怎么办？

如果怀疑感染了寄生虫，应选择到正规医院就诊，采取科学的诊断措施，而民间流传的寄生虫排查秘诀往往是不靠谱的。医院寄生虫感染诊断往往依赖以下几个方面：①流行学史。②临床表现。③病原学诊断。根据不同种类的寄生虫感染人体后的寄生部位不同，采集标本方式也不同，例如有血液、粪便、阴道分泌物、骨髓、组织等。标本涂片检查是最常见的寄生虫检查方式，可粪便涂片或集聚法检查肠道原虫滋养体、包囊或虫卵；末梢血液涂片找疟原虫；通过活体组织检查或穿刺检查寄主组织内的寄生虫；阴道分泌物涂片检查阴道毛滴虫滋养体等。④免疫学诊断：目前常用的方法有皮内试验和血清免疫试验。⑤其他检查，如超声检查、CT检查等。

314 为什么夏天食物容易腐败变质？

这是由于各种细菌、真菌等微生物接触了食物之后，再利用食物中的有机物生长和大量繁殖造成的。但在一般情况下多是细菌的作用比较多见，细菌可以分解食物中的多糖、蛋白质产生一些低分子的物质如氨、硫化氢与酮等，使食品产生不良的气味和味道如酸、臭等。细菌的生存需要适宜的温度、pH值、水分、营养物质等，在长期进化过程中细菌已适应人体环境，多数为嗜温菌,最适生长温度为人的体温,即 37℃。而夏天温度较高,基本在 30℃以上,与人体温度近似,食物中又有大量的营养物质和充足水分,非常适合细菌生长。因此,夏天食物中的细菌繁殖加快,细菌数量大幅增加,进而分解食品中的有机物,导致食物的腐败变质。

315 为什么发霉的食物不能食用?

发霉的食物会产生黄曲霉素,其在 270℃以上的高温下才能被分解,普通的烹饪和常规消毒处理也很难杀死黄曲霉素。黄曲霉素是由黄曲霉菌等真菌产生的真菌毒素,人们食用被黄曲霉素污染的食物可引起发热、呕吐、腹泻甚至死亡的急性中毒症状,长期食用甚至可引起肝癌、胃癌等疾病。

316 高温可以杀菌,那么家里的食物坏了高温煮沸后可以食用吗?

不可以。

因为高温加热可以杀死细菌,却不能消除残留在食物中的毒素。刚出锅的食物几乎是没有细菌的,但生活环境中包括人的皮肤、口鼻中都分布着各种各样的细菌,这些被污染的食物(吃过、搅过、放置过久)或多或少带入了各种微生物,在食物中繁殖产生各种毒素留在食物中。以葡萄球菌为例,其容易在淀粉类、鱼肉、蛋类及乳制品上繁殖,并产生肠毒素,这种肠毒素耐热性很强,经加热煮沸 30 分钟仍可保持毒性,食用后仍然可以引起恶心、呕吐、腹泻等症状。

317　被有传染病的人用过的针头扎了怎么办?

首先应立即清洗伤口,用肥皂液和流动清水清洗被污染的局部。由近心端向远心端挤压伤处,尽可能挤出损伤处的血液,再用肥皂液和流动清水冲洗伤口,然后用 75% 的乙醇或 0.5% 的碘伏对伤口局部进行消毒,包扎处理。其次,应上报院感科或疾控中心,明确传染病种类,购买相应的药物及时阻断。如果是乙肝,建议 24 小时内注射乙肝疫苗和乙肝免疫球蛋白。如果是艾滋病,在规定时间内按疗程规律服用全部剂量的艾滋病阻断药,阻断成功率可达 91.5%。艾滋病诊断药最佳的服用时间是在高危接触后的 2 小时内,最好不要超过 24 小时。如果是梅毒,建议尽快接受青霉素药物治疗。

318　咽喉起泡泡为什么需要咽拭子检测?

正常人咽峡部有口腔正常菌群,而无致病菌生长,咽部的细菌均来自外界,正常情况下不致病,但在身体全身或局部抵抗力下降和其他外部因素下可以出现感染从而导致疾病,因此,喉咙起泡泡时采用咽拭子检测能分离出致病菌,有助于白喉、化脓性扁桃体炎、急性咽喉炎、疱疹性咽峡炎等诊断。在临床工作中,遇到咽喉起泡泡,最理想的情况是等到细菌培养结果(某些疾病最好需要药敏结果)出来之后再决定是否使用抗生素,以及使用哪种抗生素,但这个过程对于患者而言相对较长。而咽拭子测试可以在患者第一次就诊时就迅速判断病原体,并在患者离开诊室前就基本确定用药方案,这是一种方便、无创、快速的检查方式。

319 过敏原检测前,为什么要停用抗过敏药?

过敏发生时体内会释放组胺,组胺会引起一系列皮肤红、痒等过敏表现。正因为组胺的这种特性,临床上很多抗过敏药物都是抗组胺药物。做过敏原检查前不建议用抗过敏药物,因为抗过敏药会抑制机体内的组胺释放,这时可能会影响过敏原检测的结果。建议在进行过敏原检测前,在医生指导下停药3~5天,有助于获得更准确的检查结果。

320 抽血检查过敏原,阴性结果就是没过敏吗?

抽血检查过敏原,实际上是检测人血清中的特异性 IgE。过敏在临床上也称作"超敏反应",当患者出现非 IgE 介导的超敏反应,此时血清过敏原特异性 IgE 检测结果是阴性的。另外,某些物质可以通过非超敏反应机制使机体产生与超敏反应类似的临床症状,此时血清中过敏原特异性 IgE 检测结果也是阴性的。一般建议在过敏急性反应期进行过敏原检测,若患者长时间没有接触过敏原,血清过敏原特异性 IgE 水平也会随之降低甚至消失。由于过敏原的组成成分十分复杂,当对患者致敏的组分没有包被在过敏原提取物中时(如导致过敏的是花生,检测项目里却不包括花生 IgE),检测结果也会是阴性。因此,看到阴性的过敏原报告,不能贸然认为自己没过敏。

321 抽血检查过敏原,结果阳性就一定过敏吗?

血清过敏原特异性 IgE 检测阳性只能说明患者对该过敏原致敏,至于是否会出现临床症状则与患者是否再次接触相同过敏原、自身免疫功能状态、是否合并其他疾病、是否应用影响免疫功能的药物有关。免疫功能低下,如慢性消耗性疾病患者和使用免疫抑制治疗的患者也可以不出现症状。这也是部分患者多年过敏原检测阳性,但没有临床症状的原因。另外,每种方法都有其局限性,存在一些干扰因素,过敏原检测也不例外。由于某些过敏原具有相似的结构或化学基团,在淋巴细胞识别过敏原时,会误把未致敏的过敏原当作与其结构类似的已致敏过敏原,从而发生免疫反应,此时过敏原检测也可能出现假阳性。因此,出现阳性的过敏原报告,不能代表患者一定出现过敏的症状。

322 为什么注射青霉素之前都要做皮肤试验啊?

青霉素类药物的降解产物青霉噻唑醛酸和青霉烯酸与组织蛋白质结合后可刺激机体产生特异性抗体 IgE,使机体致敏。当青霉素类药物再次进入机体即可发生过敏反应。过敏反应包括皮疹、荨麻疹、皮炎、发热、血管神经性水肿、哮喘、过敏性休克等,其中以过敏性休克最为严重,甚至可导致死亡。大部分青霉素药物过敏发生于肠道外给药(肌肉注射、静脉滴注等),口服引起过敏反应较少见。为了防止过敏反应的发生,特别是严重过敏反应的发生,规定青霉素药物在注射使用前必须做皮肤敏感试验,皮试试验结果阴性者可以使用药物,皮试试验结果阳性者则禁止使用。

323 为什么病毒容易发生变异?

自然界的任何物种都存在变异,变异是生物适应环境和维持生存的一种重要方式,是生物进化的规律。但不同物种变异速率不一样,病毒是变异率比较高的微生物,一方面病毒的复制频率很高,遗传物质很容易在复制过程中发生突变;另一方面病毒在宿主细胞内复制增殖,必然要遭到宿主免疫系统的攻击(免疫压力),而变异则成为逃避免疫杀伤的最好方式。病毒变异现象包括毒力变异、抗原性变异、噬菌体变异及理化因素抵抗力变异等，这些变异可单独出现，但大多数是相伴发生，例如温度敏感变异株表现为毒力变异。

 为什么孩子出生后需要接种那么多疫苗？

疫苗是将病原微生物(如细菌和病毒等)及其代谢产物，经过人工减毒、灭活或利用基因工程等方法制成的用于预防传染病的主动免疫制剂。疫苗保留了病原体刺激机体免疫系统的特性。当婴幼儿接种疫苗后，免疫系统便会产生抗体和致敏淋巴细胞。当机体再次接触到这种病原体时，机体的免疫系统便会依循其原有的记忆，快速合成、分泌抗体或产生致敏淋巴细胞来阻止病原体的伤害，进而使接种者对该疾病具有较强的抵抗能力。虽然新生儿从母体获得一定的抗体可以帮助婴儿抵抗某些细菌或病毒感染，但随着月龄增长，来自母体的抗体效价降低，对疾病的抵抗能力也越来越弱。因此，婴幼儿需要进行有计划的疫苗接种，以建立婴幼儿自身的免疫应答，从而获得抵抗细菌或病毒等病原体感染的能力。

325 为什么不同疫苗预防接种时有明确的时间间隔限制？

在预防病毒性疾病使用疫苗时，每种疫苗都有其特定的接种程序。完整的接种程序应该包括接种剂次、时间间隔、接种剂量、接种途径和接种部位。通常情况下,预防接种工作人员根据"时间间隔"来预约受种者下次接种的时间,是为了诱发机体充分和持久的免疫力,避免病毒干扰现象,达到疫苗的最佳免疫效果。所谓病毒的干扰现象是指当两种病毒感染同一细胞时,可发生一种病毒抑制另一种病毒增殖的现象。干扰现象不仅在异种病毒之间发生,也可在同种、同型及同株病毒之间发生,不仅在活病毒中发生,灭活病毒也能干扰活病毒。为了避免病毒干扰现象所以不同疫苗预防接种时需要有明确的时间间隔。

326 为什么骨代谢的实验室检测项目与帕金森病密切相关?

帕金森病(PD)是常见的神经退行性疾病之一,临床主要表现为静止性震颤、运动减少、肌强直和姿势平衡障碍。PD 患者易跌倒,易发生骨折,为 PD 严重的并发症。易跌倒、易骨折除与患者肌强直及姿势平衡障碍有关外,还与患者骨质疏松的发生有关。在 PD 患者中维生素 D 缺乏和骨量减少非常普遍,约有 91%的女性和 61%的男性 PD 患者存在骨质疏松及骨质疏松症,提示骨质改变及骨钙代谢异常在 PD 患者中普遍存在,所以骨代谢的实验室检测项目与帕金森病密切相关。

为什么血糖指标异常与精神抑郁有关？

2型糖尿病是一种由生物因素、心理因素、社会因素、遗传和非遗传因素等多种因素引起的机体胰岛素水平相对不足或绝对不足，以高血糖为特征，糖、脂肪代谢紊乱的内分泌代谢性疾病。循证医学观点认为，心理和社会因素在糖尿病发生发展中扮演重要角色，或许是2型糖尿病发生的始动因素。心理应激后，由于代谢消耗的需要，机体动员葡萄糖调节机制，在各种内分泌激素作用下，正常人均可出现短暂性血糖增高，长时间持续不良情绪刺激甚至可诱发糖耐量减退甚至糖尿病，因此，精神抑郁可导致血糖指标异常。

328 为什么睡眠障碍患者要检测血糖含量？

睡眠障碍或睡眠质量差可能对血糖调节产生负面影响，引起糖耐量减低和胰岛素敏感性下降，从而可能诱发2型糖尿病。延迟入睡时间可使生长激素在睡前突然释放，然后再出现正常睡眠时的生长激素释放，可引起葡萄糖耐量降低，还可能会导致清晨出现血糖紊乱。连续一个星期的睡眠限制，会造成人体瘦素分泌减少而饥饿激素分泌增加，导致特别是对高碳水化合物含量的食物胃口大增，热量摄入过多，由此可能导致肥胖和胰岛素抵抗的发生。另外，连续睡眠限制的年轻人血浆中炎症细胞因子的分泌往往增加,这些炎症细胞因子能抑制脂肪与肌肉组织摄取葡萄糖,增加抵抗低血糖的激素的分泌,促进脂解作用,诱导游离脂肪酸释放,从而促进了糖尿病的发展。因此,睡眠障碍患者需要重视对血糖水平的检测。

329 为什么用尿液可以检测出海洛因及代谢产物?

毒品进入人体后,随着血液循环,一般经肝脏进行代谢,其代谢产物最终将随着尿液排出体外。海洛因进入人体后,先经肝脏代谢转变成为6-单乙酰吗啡,进而转化为吗啡,吗啡再与葡萄糖醛酸相结合,最终以葡萄糖醛酸吗啡的分子结构形式随尿液从身体排出。尿液是容易获得的检测样本材料,而且采集尿液对被检者无创伤。尿液中也含有少量的单乙酰吗啡,但是不存在原体。虽然人体尿液中存在的吗啡有可能来源于吗啡或者可待因等阿片类药物,但是,海洛因滥用者的尿液中肯定会含有单乙酰吗啡。

330 为什么公安机关执法中经常用唾液来检测海洛因?

因为唾液样本和药物浓度比相对于血药浓度来说,有半衰期内基本恒定、变化率较小的特性,因而在体内药物代谢率和对药物定量值的估计方面更具意义和价值。唾液具有与尿液和血样不同的优越性和相对的稳定性。目前，唾液作为检测成瘾者的样本被采集和利用，已经广泛作为公安机关刑侦执法实践中常用的检测样品，进而成为一种反应快速、操作简单、结果相对可靠的无创检测药物浓度的方法。

331 我没有吸毒，为什么尿毒检会显示阳性？

没有吸毒者尿检呈阳性，可能有以下几方面原因：①假阳性。所有的检测试剂，敏感性和特异性都不会达到100%，敏感性不高容易出现假阴性，特异性不高容易出现假阳性。②服药引起的阳性。有些药物中含有毒品成分，如常用的止咳糖浆类药物、伤风感冒类药物，使用后尿毒检会显示阳性。③食品。有些不法商人，为了追求食品的口味，会在食品中添加一些毒品成分，进食这类食品，会引起尿毒检呈阳性。

332 为什么通过呼气也可以检测身体里的酒精浓度？

人们喝酒后，呼出的气体会有酒味，表情行为会有反常。在远古时代人们就利用鼻子作为传感器，进行简单的呼出气体酒精测量。早在1847年，人们就认识到人体内的酒精可以通过呼气来测量。药物代谢动力学表明：肺部毛细血管血液与肺泡气能很快达到动力平衡，因此呼出气体中的酒精浓度与血液中酒精浓度紧密相关,与动脉血中的酒精浓度非常接近。因此通过检测呼出气体中的酒精浓度可以判断驾驶员的饮酒状况。自 1950 年呼气式酒精检测仪器发明以来,呼气/血液酒精转换系数是决定测试酒精度的重要因素。呼气式酒精检测技术已经得到深入研究,呼气酒精浓度测试作为一种无创伤的测试方法,已经发展成为交警执法和防酒驾采用的主要方法。

333 酒精基因检测靠谱吗?

酒精基因检测结果是靠谱的。一般来说,喝酒脸红就是由于解酒基因有缺陷导致的,具体地说是就乙醛脱氢酶基因有缺陷,这个酶在体内浓度低,所以不能分解饮酒后产生的乙醛,乙醛能刺激血管神经,所以就会出现酒后脸红。这样的人在亚洲黄种人中占的比例很高,在 30%~40%,而白种人没有这种基因缺陷,所以几乎没有人会喝酒脸红。酒精代谢基因检测是采用 qPCR 技术检测受检者的两个基因关键位点的基因型(乙醇脱氢酶 *ADH1B* 基因、乙醛脱氢酶 *ALDH2* 基因),使受检者了解自身的酒精代谢能力,合理饮酒,并提供个性化的饮酒建议。

334 为什么遗传病的基因诊断更优于传统诊断?

目前已发现的人类遗传疾病近 7000 种,主要分为两大类,分别为符合孟德尔遗传规律的单基因遗传病和不符合孟德尔遗传规律的多基因遗传病。传统的检测方法以疾病的表型为依据，而表型则易受到外界环境的影响，在一定程度上影响了诊断的准确性和可靠性。而遗传病的基因诊断是通过检测患者的 DNA、RNA 以及染色体来揭示与遗传病相关的基因、基因型、基因的突变、基因的单倍体型和染色体核型等生物学标记，与传统的检测方法相比具有更准确、更可靠，并有早期诊断的优势，有利于在临床上对遗传性疾病进行早期预防、早期诊断和早期治疗，从而达到减少和控制相关遗传病的发作，减轻症状和改善患者预后的目的。另外，遗传病基因诊断为产前咨询及产前诊断提供明确的实验室指导，既达到优生优育的目的，同时也减轻社会经济负担。

335 床上螨虫真的多吗？ 螨虫真的那么可怕吗？

首先它真的多，每 1 g 床单上的尘土中，有 1.5 万只到 2 万只螨虫，1 m² 的地毯上就可能拥有 10 万只螨虫，而每张床上，有 10 万到 10 万亿只螨虫。但是不要因为自己的床上时时刻刻都有着数不清的螨虫在活动就辗转反侧，无法呼吸，因为这些床上的螨虫，绝大多数都是粉尘螨，它们以你掉下的皮屑为食。换句话说，它在你的床上，只是在给你打扫卫生而已。虽然我们不必对螨虫过分害怕，但是也要注意个人卫生，应该常洗澡，常洗床单被子。

336　滴血认亲靠谱吗？

　　滴血认亲其实是靠不住的，这种方法是缺乏科学依据的。现实中，无论两个人间是否有血缘关系，其血液滴在骨骼上都会渗入，原因是白骨化的骨骼，表层常腐蚀发酥，滴注任何人的血液都会浸入。而如果骨骼未干枯，结构完整、表面还存有软组织时，滴注任何人的血液都不会发生浸入的现象。对于活体，如果将几个人的血液共同滴注入同一器皿，不久都会凝合为一，实际也并非尽系骨肉至亲。血缘关系的准确认定还得借助有资质的检测机构进行 DNA 鉴定，其检测标本支持双方采集的血液、毛发、唾液、口腔细胞及骨头等。利用 DNA 进行亲子鉴定，只要实验室对几十个 DNA 位点做检测分析即可定论。目前，DNA 亲子鉴定技术否定亲子关系的准确率已接近 100%，肯定亲子关系的准确率达 99.99%。

参考文献

［1］尚红,王毓三,申子瑜.全国临床检验操作规程[M].4版.
北京:人民卫生出版社,2015.

［2］李敏,张泓,刘瑛.临床检验一万个为什么(病原检验分册)
[M].北京:人民卫生出版社,2017.

［3］傅启华,徐晨明,余永国.临床检验一万个为什么(遗传检验
分册)[M].北京:人民卫生出版社,2018.

［4］沈立松,高锋,林萍.临床检验一万个为什么(特殊检验分
册)[M].北京:人民卫生出版社,2018.

［5］陈福祥,彭奕冰,盛慧明.临床检验一万个为什么(免疫学检
验分册)[M].北京:人民卫生出版社,2018.

［6］倪培华,唐振华,徐晓萍.临床检验一万个为什么(生物化学
检验分册)[M].北京:人民卫生出版社,2018.

［7］ 李莉,王也飞,丁秋兰.临床检验一万个为什么(血液学检验分册)[M].北京:人民卫生出版社,2018.

［8］ 童建华,娄加陶,刘湘帆.临床检验一万个为什么(分子生物学检验分册)[M].北京:人民卫生出版社,2018.

［9］ 丁磊,王青,王剑飚.临床检验一万个为什么(基础检验分册)[M].北京:人民卫生出版社,2018.

［10］ 王静,蔡晓红,吴江.临床检验一万个为什么(输血检验分册)[M].北京:人民卫生出版社,2017.

［11］ 胡晓波,项明洁,李莉.临床检验一万个为什么(检验质量管理分册)[M].北京:人民卫生出版社,2017.

［12］ 王前,王建中.临床检验医学[M].2版.北京:人民卫生出版社,2021.

［13］ 吴蠡荪.临床检验报告单解读[M].2版.北京:中国医药科技出版社,2014.

［14］ 顾兵,郑明华,陈兴国.检验与临床的沟通——案例分析200例[M].北京:人民卫生出版社,2011.

［15］ 顾兵,李洪春,刘光辉.检验与临床的沟通:生化案例分析100例[M].北京:人民卫生出版社,2022.

［16］ 顾兵,郑立恒,高建军.检验与临床的沟通:检验与临床的沟通:体液与分泌物案例分析100例[M].2版.北京:人民卫生出版社,2020.

［17］ 葛均波,徐永健,王辰.内科学[M].9版.北京:人民卫生出版社,2018.

［18］王卫平,孙锟,常立文.儿科学［M］.9 版.北京:人民卫生出版社,2018.

［19］谢幸、孔北华、段涛.妇产科学［M］.9 版.北京:人民卫生出版社,2018.

［20］李兰娟,任红.传染病学［M］.9 版.北京:人民卫生出版社,2018.

［21］万学红,卢雪峰.诊断学［M］.9 版.北京:人民卫生出版社,2018.